TECHNIQUE MÉDICALE

DES

RAYONS X

PAR

Abel BUGUET

Professeur de Physique Biologique à l'Ecole de Médecine
de Rouen

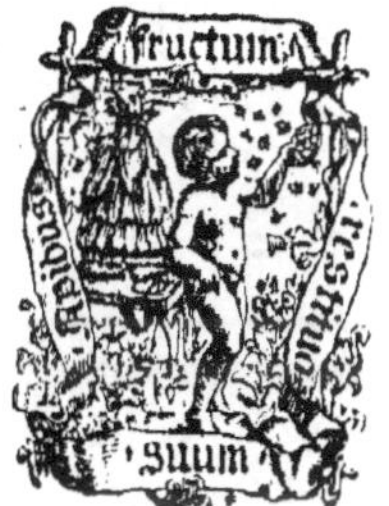

PARIS

SOCIÉTÉ D'ÉDITIONS SCIENTIFIQUES
Place de l'École de Médecine
4, Rue Antoine Dubois.

RADIGUET
15, Boulevard des Filles du Calvaire

TECHNIQUE MÉDICALE

DES

RAYONS X

EXPERTISE DES DIAMANTS A L'AIDE DES RAYONS X, par BUGUET et GASCARD. — *Académie des Sciences*, 24 février 1896.

SUR LA DIRECTION DES RAYONS X, par BUGUET. — *Académie des Sciences*, 9 mars 1896.

EXPERTISE DES PIERRES PRÉCIEUSES A L'AIDE DES RAYONS X, par BUGUET et GASCARD. — *Académie des Sciences*, 23 mars 1896.

DÉTERMINATION, A L'AIDE DES RAYONS X, DE LA PROFONDEUR OÙ SIÈGE UN CORPS ÉTRANGER DANS LES TISSUS, par BUGUET et GASCARD. — *Académie des Sciences*, 30 mars 1896.

SUR LE PHÉNOMÈNE DE RŒNTGEN, par BUGUET. — *Académie des Sciences*, 2 novembre 1896.

Résumés de Chimie sous forme de tableaux synoptiques illustrés, par BUGUET, 1 vol........................ 1 f. 50

Résumés de Physique sous forme de tableaux synoptiques illustrés, par BUGUET, 1 vol............... 1 »»

Chimie des Baccalauréats par LELORIEUX et BUGUET. 5 »»

La Photographie de l'Amateur débutant, par BUGUET.................................. 1 25

Formules Photographiques, par BUGUET........... 3 »»

Recettes Photographiques, par BUGUET............ 2 »»

La Bibliothèque du Photographe, par BUGUET et GIOPPI.................................. 2 »»

L'ANNÉE PHOTOGRAPHIQUE, par BUGUET............ 3 »»

Annuaire de la Photographie, par BUGUET.......... 2 »»

Journal de Physique, Chimie et Histoire Naturelle élémentaires. (12e année.) ABEL BUGUET à *Rouen*. — Abonnement annuel.............. 10 »»

Photo-Journal, L'année.......................... 10 »»

TECHNIQUE MÉDICALE

DES

RAYONS X

PAR

Abel BUGUET

Professeur de Physique Biologique à l'École de Médecine

de Rouen

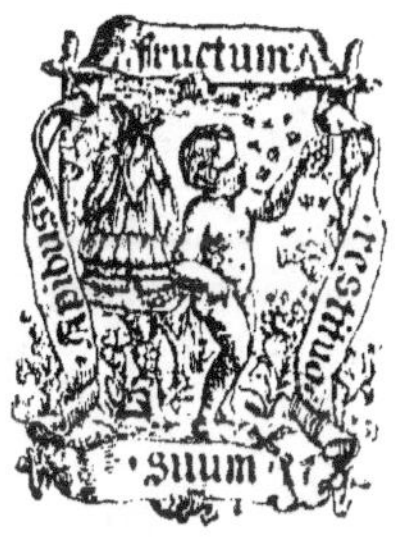

PARIS

Société d'Éditions Scientifiques

Place de l'École de Médecine

4, Rue Antoine-Dubois.

PRÉFACE

Il n'y a pas encore un an que M. le professeur Rœntgen annonçait au monde émerveillé les importants services que la médecine peut tirer de ces effluves mystérieuses : les rayons X. Déjà les applications se sont multipliées ; partout où quelque expérimentateur a pu utilement actionner les tubes de Crookes, les cas se sont présentés nombreux où le chirurgien s'est fort bien trouvé de ce nouveau moyen d'investigation. Partout aujourd'hui les médecins se soucient d'appeler à l'aide le précieux agent. Ce n'est plus, en effet, le squelette seulement, mais aussi les viscères non minéralisés que l'on sait observer à ce flambeau de fée ; on voit nettement battre le cœur dans la poitrine, monter et descendre le diaphragme poussé par le foie et l'estomac dont les contours se définissent, tandis que les côtes montrent leurs mouvements complexes et les changements de capacité de la cage thoracique.

Mais combien de médecins, en dehors de quelques spécialistes, ont conservé assez des connaissances en électricité qu'ils ont pu acquérir à l'École ; combien savent ce qu'il faut de photographie pour mettre à profit la nouvelle méthode de diagnostic ?

Sans chercher à les compter, nous admettrons que les autres sont assez nombreux et désirent suffisamment reconquérir les notions nécessaires trop tôt envolées, pour que nous ayons plaisir à leur faciliter la tâche en réunissant ici les quelques connaissances nécessaires à la pratique médicale des rayons X.

Loin de nous la pensée d'écrire un traité d'électricité suivi d'un traité de photographie pour terminer par un traité d'optique à l'usage de la radioscopie. Nous entrerons de plain-pied dans la technique même pour y placer, où besoin sera, les notions empruntées aux sciences spéciales.

Nous nous soucierons aussi le moins possible de l'historique des rayons X fort bien traité ailleurs, du nom qui leur convient le mieux (rayons X, rayons Rœntgen, etc...) ou qui est le plus propre à désigner chacune de leurs applications (radiographie, radioscopie, actinographie, xographie, etc...). Autant de sujets qu'il sera temps d'approfondir lorsque l'on saura un tant soit peu à qui l'on a affaire.

Cette question même de la nature des rayons X ne nous occupera guère. Bien que je croie plutôt à un phénomène électrique ou électro-magnétique, je ferai ici comme un peu tout le monde, je traiterai comme des ondulations analogues à celles de la lumière, les manifestations que j'appellerai rayons X, sans que pour cela je considère le moins du monde ma responsabilité comme engagée.

Ces divers points de science pure importent moins au praticien que la technique précise qui mettra dans ses mains le plus merveilleux instrument qu'il ait jamais ambitionné.

Encore n'aurai-je pas la prétention de fixer une technique définitive en tous ses points. C'est chose si nouvelle qu'elle n'aspire qu'à se perfectionner.

J'ai la confiance, toutefois, que le médecin qui voudra bien me suivre dans ces quelques pages fera grande épargne de temps, de soucis et d'argent.

Qu'il soit bien entendu enfin que je ne m'occuperai ici que de l'application des rayons X au diagnostic, laissant entièrement de côté les applications thérapeutiques qui se font jour de place en place, mais ont encore trop peu donné de choses précises pour trouver place ailleurs que dans les revues spéciales.

Rouen, 6 novembre 1896.

INTRODUCTION

Le médecin de laboratoire, rompu à la science et à ses mille difficultés théoriques et pratiques, merveilleusement outillé des puissantes ressources de nos Universités, saura puiser aux sources originales. Les revues, les livres, les appareils les plus perfectionnés ne lui manqueront pas ni le temps de se donner tout entier aux uns et aux autres. Celui-là fait sa technique lui-même, presque en entier, au gré de ses ressources et du milieu où il travaille.

Ce n'est pas pour lui que nous écrivons, mais essentiellement pour le praticien isolé qui, souvent aujourd'hui, ne sait même pas s'il lui est possible d'adjoindre à son outillage professionnel le complément nécessaire à la nouvelle méthode. Nous pensons à cet égard qu'il n'en est guère qui ne puissent être complètement rassurés.

Je ne prétends pas que tous doivent songer à une installation complète, donnant les meilleurs résultats et les plus étendus, au cabinet de consultation comme au lit du malade. Chacun devra compter avec ses besoins et ses ressources.

Nous devrons toutefois embrasser dans cet

exposé tous les éléments d'une étude complète, laissant à chacun le soin de rogner les parties qui ne l'intéressent pas personnellement.

Tel praticien, par exemple, qui ne peut pas, pour des raisons quelconques, reproduire en des épreuves photographiques les sujets intéressants, pourra se contenter de la radioscopie qui montre sur l'écran fluorescent des silhouettes suffisantes pour renseigner parfois complètement.

Quelle que soit l'application particulière qu'on se propose de faire des rayons X, il faudra toujours disposer de :

1° La source d'électricité ;

2° La bobine d'induction ;

3° Le tube de Crookes.

La radioscopie exigera, en outre, l'écran fluorescent.

La radiographie imposera l'usage des plaques sensibles employées par le photographe. Après impression elles seront développées par le médecin lui-même ou par un photographe. Dans le premier cas, le médecin devra disposer du matériel nécessaire à l'achèvement du cliché et au tirage des épreuves.

Je ne parlerai pas des accessoires nécessaires pour donner au malade, sans lui imposer de fatigue dangereuse, la position nécessitée par la nature même de l'opération. C'est là matière familière au praticien qui résout couramment ces mille problèmes particuliers.

Avant toutefois d'aborder l'étude spéciale des éléments essentiels de la technique nouvelle, il pourra être utile à quelques-uns de jeter un coup d'œil sur le phénomène lui-même qui est le point de départ de l'application que nous avons en vue.

On sait depuis longtemps que la décharge électrique jaillit plus volontiers dans l'air raréfié que dans l'atmosphère. Elle y prend un aspect fort différent de l'étincelle ordinaire; elle s'y étale en ces nappes diversement colorées mais peu brillantes qui émerveillent dans les tubes de Geissler.

Le vide est plus avancé (1 millionnième d'atmosphère environ) dans les tubes dits de Hittorff ou de Crookes et le phénomène tout autre. De la catode ou cathode (électrode négative) jaillit un flux catodique invisible, mais qui éclaire d'une belle fluorescence vert jaunâtre la paroi du verre où il frappe. Des points du verre ainsi frappés émanent les rayons colorés que je viens de signaler mais, avec eux, d'autres radiations complètement invisibles et qu'on appelle les rayons X.

Ces rayons X ont la propriété d'illuminer certaines substances fluorescentes et d'impressionner les préparations photographiques. La lumière ordinaire produit aussi ces deux effets, mais elle est complétement arrêtée par la peau et les muscles, tandis que ceux-ci sont abondamment traversés par les rayons X. Les os, au contraire, les dents, les métaux, le verre, toutes substances minérales ou minéralisées sont beaucoup plus opaques pour les rayons X que les tissus purement organiques. Certains tissus enfin sont plus opaques que leurs voisins, même en l'absence de toute minéralisation. C'est sur cette propriété spéciale des rayons X que reposent leurs applications médicales.

Supposons, en effet, que nous placions un homme entre une source de rayons X et un écran fluorescent. Dès que le tube de Crookes sera en activité, nous verrons sur l'écran une silhouette où nous distinguerons par exemple : le sternum et les côtes portant une ombre presque complète au milieu de la pénombre légère formée par les tissus. Les poumons particulièrement transparents, en raison de la grande quantité d'air qui les dilate, seront figurés par une plage très claire où le cœur plus opaque dessinera son contour mobile au gré des battements. Les masses viscérales de l'abdomen, plus opaques aussi que les poumons dessineront à la base de ceux-ci la courbe du diaphragme que l'on verra monter et descendre suivant le rythme de la respiration.

Substituons maintenant à l'écran fluorescent une plaque photographique, en prenant les précautions d'usage. Après une pose suffisante, le développement du cliché nous montrera les mêmes détails, s'ils sont demeurés immobiles durant l'exposition de la plaque.

Les décharges qui nous ont donné ces rayons X sont obtenues d'ordinaire à l'aide des courants induits de la bobine de Ruhmkauff.

Celle-ci est formée de deux bobines : la bobine inductrice dans laquelle on lance un courant primaire dont on fait varier sans cesse l'intensité grâce, d'ordinaire, à un interrupteur périodique ; la bobine induite qui entoure la première et dans laquelle les variations du courant primaire font naître les courants secondaires ou induits qu'on décharge dans le tube de Crookes.

Le courant primaire enfin est emprunté à une source qui est une pile, une série d'accumulateurs ou bien le double fil qui amène le courant produit dans une usine centrale.

I

Bobine d'induction.

L'organe essentiel d'une installation radiographique, après le tube à vide, est la bobine d'induction.

On la trouve le plus souvent, dans le commerce, en un appareil où le constructeur a groupé, comme faisait Ruhmkorff, quatre pièces, qui sont :

La bobine d'induction ;

L'interrupteur ;

Le condensateur ;

L'interrupteur périodique.

Nous ne parlerons ici que de la bobine proprement dite dont les dimensions définiront les conditions auxquelles doit satisfaire la source d'électricité.

Nous reviendrons plus tard (chapitre III) sur les organes accessoires.

1. — *Rôle.* — La bobine d'induction est une machine qui a la même fonction que celle qu'emploie la grande industrie électrique sous le nom de *transformateur*.

Elle transforme l'énergie électrique qu'on lui fournit sous forme de courant intense à bas potentiel, en énergie électrique à très haut potentiel mais à faible intensité.

2. — *L'intensité* ou débit d'un courant est égale à la quantité d'électricité qu'il fait passer par seconde dans une section du conducteur.

L'unité de quantité d'électricité est appelée un *coulomb*.

L'unité d'intensité est l'*ampère*, c'est l'intensité d'un courant qui transporte un coulomb par seconde.

L'unité industrielle de quantité d'électricité est l'*ampère-heure* = 3.600 coulombs.

On mesure d'ordinaire l'intensité des courants à l'aide de galvanomètres gradués en ampères ou sous-multiples et appelés *ampères-mètres*.

La *différence de potentiel ou de pression ou force électro-motrice* entre deux points d'un conducteur est la force qui pousse l'électricité des hauts vers les bas potentiels.

L'unité de potentiel est le *volt*.

On mesure d'ordinaire les différences de potentiel à l'aide de galvanomètres gradués en *volts* et appelé volts-mètres.

On est convenu de prendre pour *potentiel zéro* celui de la terre qui est par suite celui des conduites d'eau et de gaz.

L'*énergie électrique* W dépensée par un courant dans un conducteur est le produit de la quantité Q d'électricité transportée par la différence de potentiel E aux deux bouts du conducteur (par la chute du potentiel, dit-on aussi).

$$W = Q E$$

L'unité d'énergie électrique est la *joule* ou volt-coulomb, produit de 1 volt par 1 coulomb.

La *puissance* P d'une machine électrique est égale à l'énergie qu'elle donne par seconde ; c'est donc le quotient de l'énergie W fournie par le temps T employé

$$P = \frac{W}{T} = \frac{QE}{T}$$

On voit que cette puissance est égale aussi au produit de l'intensité du courant par la chute du potentiel

$$P = IE$$

Car la quantité d'électricité transportée est le produit de son intensité par sa durée

$$Q = IT \quad \text{d'où} \quad \frac{Q}{T} = I$$

L'unité de puissance électrique est le *watt* au volt-ampère. produit de 1 ampère par 1 volt.

L'énergie électrique se mesure à l'aide des *compteurs d'énergie* employés par l'industrie et gradués en

Hectowatt-heure $= 100 \times 3.600 = 360.000$ joules.

Kilowatt-heure $= 1.000 \times 3.600 = 3.600.000$ joules.

3. — Si l'on fournit à la bobine un courant de 10 ampères avec une différence de potentiel de 5 volts, elle consomme une puissance de

$$10 \times 5 = 50 \text{ watts}$$

qu'elle transforme en d'autres courants présentant aux bouts du conducteur une différence de potentiel de 50.000 volts par exemple.

Le produit de 50.000 volts par l'intensité I ampères, sera encore 50 watts, en vertu du *principe de la conservation de l'énergie.*

L'intensité très faible de ce courant sera donnée par l'équation

$$50.000\ I = 50 \text{ d'où } I = \frac{50}{50.000} = \frac{1}{1.000} \text{ d'ampère.}$$

4. — *Induction.* — Pour réaliser cette transformation, on a disposé les deux bobines 1 et 2 sur le même axe (*fig. 1*).

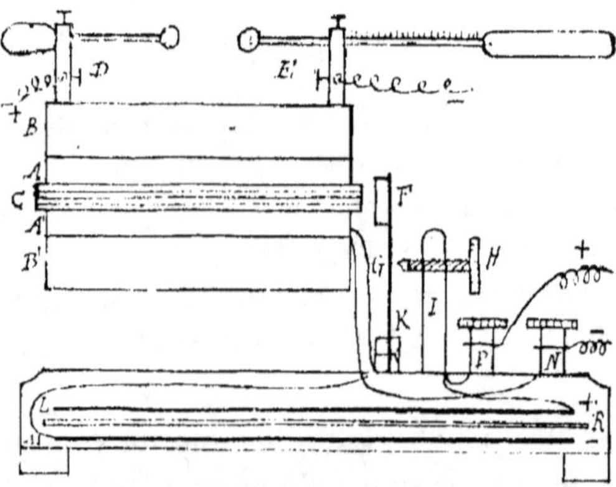

Figure 1. — Bobine d'induction.

La bobine 1 intérieure, appelée *inducteur* ou bobine inductrice ou primaire est enroulée sur un gros noyau de fil de fer.

On y lance le courant de la source (primaire ou inducteur) qui aimante puissamment le noyau de fer et fait naître tout autour un champ magnétique très intense.

L'apparition de ce champ qui passe brusquement de 0 à une grande valeur est une dépense d'énergie qui se retrouve dans l'apparition, le long du fil supposé fermé sur lui-même, de la bobine extérieure (induite ou secondaire) d'un courant induit d'énergie égale (ou plutôt un peu inférieure car il n'y a pas de transformation sans perte dans la machine la plus parfaite). On sait d'ailleurs que cet induit, dit *inverse*, est de sens contraire à celui de l'inducteur.

A l'ouverture ou rupture du circuit inducteur, apparaîtra dans la bobine secondaire un courant induit *direct*, de même sens que l'inducteur.

5. — Voilà l'énergie de l'inducteur passée dans l'induit; voyons comment elle est transformée en un courant à haut potentiel.

On démontre *(théorème d'Ohm)* que la différence de potentiel e aux deux bouts d'un conducteur est égale au produit de sa *résistance électrique* r par l'intensité du courant qui le traverse.

$$e = Ir$$

Il en résulte que la puissance dépensée dans l'inducteur peut s'écrire

$$w = eI = \frac{e\,e}{r} = \frac{e^2}{r}$$

Si l'induit a une résistance R, on aura de même

$$w = \frac{E^2}{R}$$

et par suite

$$\frac{E^2}{R} = \frac{e^2}{r}$$

Si la résistance de l'induit est plus grande que celle de l'inducteur, on voit aussitôt que le courant induit aura une force électromotrice plus grande que l'inducteur.

Si par exemple $R = 100.000.000\, r$

on voit que

$$\frac{E^2}{e^2} = \frac{R}{r} = 100.000.000 \text{ et que}$$

$$\frac{E}{e} = 10.000$$

Si $e = 5$ volts, on trouve

$$E = 10.000 \times 5 = 50.000 \text{ volts.}$$

On voit ainsi qu'il suffit que l'induit ait 100.000.000 fois la résistance de l'inducteur pour que la transformation multiplie son potentiel par

$$10.000 = \sqrt{100.000.000}$$

L'unité de la *résistance* qu'un conducteur offre au passage du courant électrique est, sous le nom d'*ohm*, la résistance opposée à 0° par une colonne de mercure de 1 millimètre carré de section et de 106 centimètres de longueur.

La *résistivité* d'un corps est égale à la résistance qu'oppose un cylindre de ce corps ayant 1 centimètre carré de section et 1 centimètre de longueur.

On démontre que la résistance r d'un conducteur est égale à sa résistivité r' multipliée par sa longueur l et divisée par sa section s.

$$r = r' \frac{l}{s}$$

Donc on pourra faire très différentes les résistances des deux circuits en formant l'inducteur d'un gros fil de 2 m/m et plus de diamètre et de 30 ou 40 mètres de long qui, en cuivre, aura une résistance de quelques dixièmes d'ohm seulement, tandis que l'induit formé d'un fil de 1/10 de m/m aura 100 kilomètres et plus de long et présentera une résistance énorme.

Notons que le calcul précédent n'est qu'une approximation très élémentaire qui laisse de côté un grand nombre de facteurs. La bobine est d'ailleurs un transformateur à rendement très faible.

6. — *Différence entre les deux induits.* — On sait d'autre part que les induits directs et inverse sont égaux en quantité (ils transportent tous deux, pendant leur très courte durée, la même quantité d'électricité) mais leurs forces électromotrices sont très différentes. Celle de l'induit direct est incomparablement plus grande que celle de l'induit inverse.

Celle du dernier est même si faible que si l'on écarte l'un de l'autre les deux bouts du fil induit, le courant inverse sera incapable de franchir la résistance offerte par cette mince couche d'air tandis que l'induit direct traversera aisément des distances de plusieurs décimètres.

Dès lors, tant que le circuit secondaire sera ouvert, l'induit inverse ne se montrera pas, tandis que le direct produira de puissantes décharges si la distance n'est pas excessive (1).

Dans ces conditions, le circuit induit sera parcouru par une série de courants qui auront tous le même sens. Les décharges qui en résulteront entre les deux bouts du fil écartés jailliront aussi toujours dans le même sens, c'est le même bout

(1) Il est facile de vérifier que l'intensité de l'inducteur augmente beaucoup lorsque l'on ferme l'induit sur un fil de métal. Les deux induits circulent alors tous deux et l'énergie produite par la bobine étant plus grande, il faut en dépenser davantage dans l'inducteur.

du fil qui sera toujours le pôle positif du rhéomoteur d'induction constitué par la bobine

On pourra d'ailleurs à son gré changer le sens de ces courants induits et de la décharge, en renversant le sens du courant inducteur.

Nous verrons en décrivant l'emploi du tube de Crookes l'intérêt de ce dispositif.

7. — *Constantes de la bobine.* — Il importe maintenant de savoir les *dimensions absolues* que doit avoir la bobine d'induction destinée à la production des rayons X.

D'une manière générale, il est nécessaire que la bobine soit capable de donner des étincelles d'au moins 5 ou 6 centimètres de longueur. C'est à peu près le moins qu'il faille pour actionner les tubes les moins résistants, qui consomment le moins d'énergie et permettent de résoudre les problèmes les plus faciles. Toutefois, au voisinage de cette limite inférieure, l'appareil pourra devenir accidentellement insuffisant, de sorte qu'il ne serait guère pratique de se contenter d'une bobine donnant moins de 10 à 12 centimètres d'étincelle.

Au-dessus de cette limite inférieure, on ne saurait donner aucune limite supérieure. Plus la bobine sera grande, plus on pourra en obtenir d'énergie utile, mieux on sera armé contre les difficultés exceptionnelles et plus aisément et économiquement on traitera les cas les plus courants.

Telle grande bobine, par exemple, donne des étincelles de 10 centimètres en dépensant seulement quelques dixièmes de watt, tandis qu'un petit modèle exigera 10 ou 100 fois plus, avec tous les inconvénients qu'amènent l'emploi des grandes intensités et des puissants voltages dans la marche de l'interrupteur.

On trouve abondamment, chez les constructeurs, des bobines donnant 25 à 30 ou 35 centimètres d'étincelle. On en pourra avoir qui donnent 40 à 50 centimètres. Il en existe dont on peut tirer jusqu'à 1 mètre et plus.

On sera arrêté parfois par le prix qui s'élève vite; souvent aussi par l'augmentation rapide du poids et des dimensions de l'appareil qui cesse bientôt d'être aisément transportable.

Disons seulement qu'on trouve pour 500 francs des bobines munies de leurs accessoires ordinaires (interrupteur, commutateur, condensateur, excitateur), donnant jusqu'à 30 et 35 centimètres d'étincelles et suffisamment transportables pour convenir à tous les cas de la pratique médicale.

La bobine de Ruhmkorff, d'ailleurs, est restée depuis son origine un appareil de démonstration ou un simple jouet appelé à travailler de loin en loin quelques minutes. Les organes accessoires que nous étudierons plus loin ont conservé les mêmes caractères. C'est seulement depuis quelques mois que, devant les besoins d'application régulière des rayons X, les constructeurs ont cherché à en faire une machine industrielle robuste, à rendement plus élevé, outillée d'organes accessoires mieux appropriés et capables, eux aussi, de rendre des services réels de façon continue.

II. — Source d'électricité.

8. — La source d'électricité devra, en général, fournir un courant continu (marchant toujours dans le même sens) et aussi constant que possible.

Le courant primaire lancé dans l'inducteur de la bobine (**4**) sera demandé à .

Des piles primaires ;

Des accumulateurs ;

Une machine électrique d'induction ;

Une distribution de courant continu fourni par une usine centrale.

Quelle que soit la nature de la source, elle devra toujours être établie de façon à pouvoir donner la puissance maximum que la bobine doit absorber lorsqu'on a à lui demander le plus qu'elle peut donner.

Les petites bobines seront vite satisfaites, mais, pour les grandes, on devra s'enquérir de leur consommation maximum et choisir la source en conséquence, d'après les indications suivantes.

9. — *Calculs des constantes de la source.* — Considérons, par exemple, une bobine dont l'inducteur ait une résistance de

0,5 ohms et reçoive, sans danger pour l'isolement, un courant de 10 ampères.

La consommation maximum est de $5 \times 10 = 50$ watts. La source devra pouvoir donner cette puissance de 50 watts durant plusieurs heures, sans inconvénients.

Pour l'emploi des courants d'induction empruntés à une machine locale ou à une usine centrale, il n'y aura pas à se préoccuper de la durée des expériences ; il suffira d'exiger, comme des autres sources, des conducteurs et instruments de mesure (compteur pour les distributions d'usine centrale) capables de porter 10 ampères.

Les distributions d'usines centrales se font d'ordinaire à un potentiel voisin de 110 volts, qui sera toujours plus que suffisant pour donner les 10 ampères exigés.

Il faudra, au contraire, ne pas manquer d'exiger des autres sources la force électro-motrice nécessaire.

Si nous appelons B la résistance 0,5 ohms de notre inducteur I l'intensité 10 ampères demandée, R la résistance intérieure de la source et E sa force électro-motrice, la *loi d'Ohm* s'écrit :

$$E = I (B + R)$$

en tenant pour insignifiantes les résistances du fil de jonction (connexions).

La force électro-motrice nécessaire sera donc d'autant plus petite que R sera moindre.

Si la résistance R de la pile est insignifiante devant celle B de la bobine, il suffira de

$$E = IB = 10 \times 0,5 = 5 \text{ volts.}$$

Cette notion générale étant acquise, abordons les considérations spéciales à chaque cas particulier, en commençant par nous placer dans les conditions du plus grand nombre des médecins qui ne disposent pas de ces précieuses canalisations d'usines centrales que l'on ne trouve guère encore que dans les grandes villes.

La plupart des praticiens devront, en effet, demander le courant électrique à des piles hydro-électriques qui pourront être :

1° Employées directement ;

2° Associées à des accumulateurs.

10. — Emploi direct des piles primaires. — On n'attend évidemment pas de nous, en cet exposé de technique spéciale, la description complète de tous les types d'appareils existants. Nous ne pouvons que prendre un modèle particulier, choisi parmi les meilleurs, et qui nous permette de donner les indications générales sur la conduite de tous les instruments de même genre.

Parmi les nombreuses piles hydro-électriques de force électro-motrice élevée que l'on peut employer ici (Bunsen, bichromate, etc..), je prendrai pour type la pile au bichromate de potasse, avantageuse par sa grande tension (2 volts environ), par l'innocuité relative des produits chimiques qu'elle consomme et surtout parce qu'elle ne dégage aucune émanation désagréable ou nuisible, de sorte qu'on peut la tolérer même dans un appartement.

Les divers constructeurs fournissent des modèles différents, parmi lesquels on devra choisir ceux dont la résistance intérieure est moindre, dont la manœuvre est plus simple, plus aisée, ceux qui sont toujours prêts à fonctionner, au gré des besoins, ceux surtout dont la vidange et le chargement peuvent se faire rapidement, sans répandre les liquides toujours corrosifs qui constituent l'excitateur de la pile. Celui-ci contient toujours essentiellement de l'acide sulfurique et du bichromate de potasse auxquels viennent se joindre, en quantités moindres, divers produits appelés à jouer tel ou tel rôle avantageux.

La pile électrique est toujours formée de plusieurs parties semblables entre elles et indépendantes que l'on appelle les éléments de la pile.

Chaque *élément* comprend une *électrode positive* (charbon de cornues en général) et une *électrode négative* (zinc), qui baignent ensemble ou séparément dans le ou les *liquides excitateurs*.

La *force électro-motrice de l'élément* e est la différence des potentiels des électrodes ($e = 2$ volts). Elle ne dépend que de la nature des contacts successifs *charbon-excitateur-zinc*.

La *résistance d'un élément* est la résistance que le courant rencontre entre ses *pôles* (extrémités extérieures des électrodes).

Elle dépend de la nature des produits qui constitue les éléments et est à peu près inversement proportionnelle à la *surface active* du zinc.

On forme la pile d'un certain nombre d'éléments que l'on groupe selon les effets cherchés d'après les trois procédés suivants :

1° Groupement en tension (dit aussi en série ou en pile);

2° Groupement en quantité (dit aussi en surface ou en batterie);

3° Groupement mixte.

Le groupement le plus général est le troisième que nous allons examiner d'abord.

Dans le groupement *mixte*, on aura affaire, par exemple, à

$n = 12$ éléments qui seront rangés en une batterie de $q = 3$ séries de $t = 4$ éléments chacune, comme l'indique la *figure 2*, où les traits longs et fins figurent les électrodes positives et les traits gras et courts les électrodes négatives (zinc).

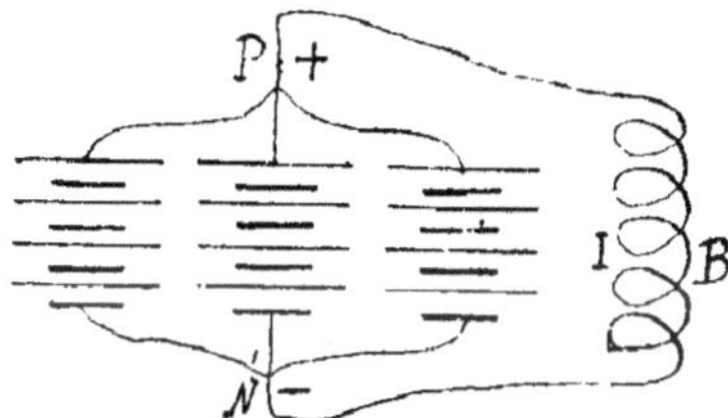

Figure 2. — 3 séries de 4 éléments.

En P et N sont les pôles positif et négatif de la pile ainsi constituée.

Si nous appelons B la résistance extérieure à la pile, et I l'intensité du courant qui parcourt le circuit, l'équation d'Ohm s'écrit :

$$E = I (B + R)$$

La force électro-motrice de la pile E est, comme l'on sait, égale à $t = 4$ fois la force électro-motrice e de chaque élément, comme la hauteur de chute d'une série de cascades identiques et superposées est le produit de la chute dans une cascade par le nombre des cascades

$$E = te$$

La résistance de chaque série de t éléments est $t = 4$ fois celle d'un élément.

La résistance de la pile entière est la $q = 3^{me}$ partie de la résistance de chaque série ; donc elle est

$$R = \frac{t}{q} r$$

et l'équation d'ohm prend la forme

$$te = I (B + \frac{t}{q} r)$$

lorsque l'on sait d'ailleurs que

$$tq = n.$$

Le groupement en *série* (*fig. 3*) de 5 éléments donnera l'équation :

$$5e = I(B + 5r)$$

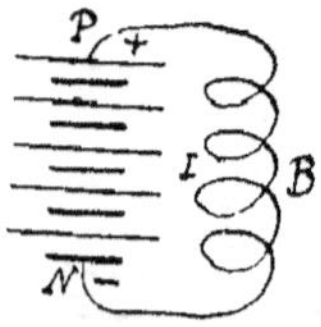

Figure 3. — Pile de 5 éléments.

Le groupement en surface (*fig. 4*) donnera l'équation :

$$e = I\left(B + \frac{r}{3}\right)$$

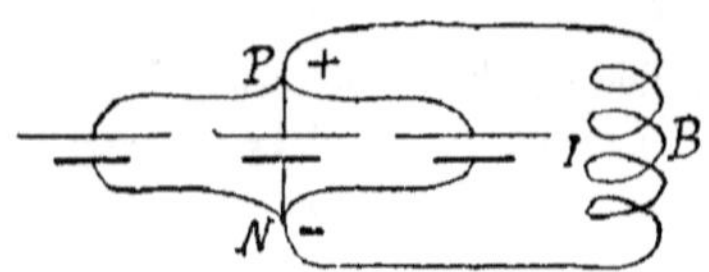

Figure 4. — Batterie de 3 éléments.

11. — *Constantes de la pile.* — La pile doit nous fournir 10 ampères sous 5 volts, soit une puissance de 50 watts. Si nous demandons que l'expérience puisse être soutenue pendant 20 heures à ce régime avant que nous ayons à refaire le chargement, c'est une énergie de $50 \times 20 = 1.000$ watts-heure que la pile doit donner.

Or on sait que la pile au bichromate de potasse donne, par kilo de bichromate consommé, environ 300 ampères-heure ($= 300 \times 3.600$ coulombs) ;

soit sous pression de 2 volts (force électro-motrice de l'élément) : $300 \times 2 = 600$ watts heure.

Il suffira donc de consommer

$$\frac{1.000}{600} = 2 \text{ k. de bichromate environ.}$$

A raison de 200 grammes par élément, nous devrons prendre $2.000 / 200 = 10$ éléments environ.

Si je désigne la résistance intérieure de chaque élément par $r = 0,2$ ohm, l'équation d'ohm.

$$te = \mathrm{I}\left(\mathrm{B} + \frac{t}{q} r\right) \text{ avec } tq = 10 = n$$

nous apprendra quel groupement adopter.

Or on sait que le groupement qui donne le plus d'intensité au courant est celui pour lequel la résistance intérieure de la pile est égale à la résistance extérieure.

$$\frac{t}{q} r = \mathrm{B} \text{ ou } tr = \mathrm{B}q$$

Les deux dernières équations donnent

$$tr = \mathrm{B}\frac{n}{t} \text{ ou } t^2 = n \frac{\mathrm{B}}{r} \quad \text{d'où}$$

$$t = \sqrt{n\frac{\mathrm{B}}{r}} = \sqrt{10 \; \frac{0,5}{0,2}} = \sqrt{25} = 5$$

et

$$q = \frac{n}{t} = \frac{10}{5} = 2$$

On voit d'autre part que ce groupement des 10 éléments en 2 séries de 5 éléments chacune (*fig.* 5) donnera un courant de

$$I = \frac{te}{B + \frac{t}{q} r}$$

$$= \frac{5 \times 2}{0{,}5 + \frac{5}{2} 0{,}2} = \frac{10}{0{,}5 + 0{,}5} = 10 \text{ ampères.}$$

On pourrait faire ce calcul autrement, en remarquant que si B = R, l'équation d'Ohm devient

$$E = te = 2IB \text{ d'où } t = \frac{2IB}{e} = \frac{10}{2} = 5$$

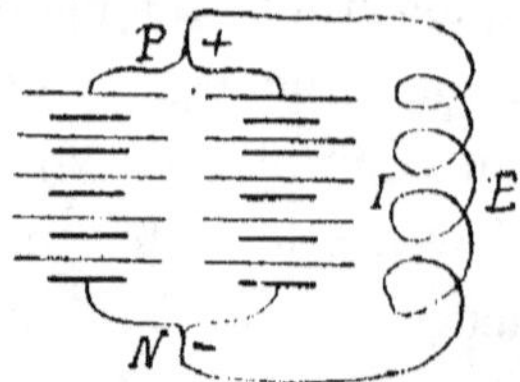

Figure 5. — 2 séries de 5 éléments.

La force électro-motrice de la pile doit être double de la différence de potentiel IB nécessaire aux bornes de la bobine.

En la divisant par la force électro-motrice d'un élément, on aura le nombre t d'éléments à mettre en série.

On multipliera ensuite les séries de façon à amener la résistance de la pile à être égale ou inférieure à B.

Il suffirait donc d'acheter 10 éléments de 0,2 ohm si l'on n'était obligé de disposer, sur le chemin de la pile à la bobine, des résistances constituées par les instruments de mesure nécessaire et un *rhéostat* (résistance variable) destiné à maintenir l'intensité du courant malgré les variations de la pile.

D'autre part, il est dangereux de compter toujours sur la puissance maximum d'une pile et, au cours d'une expérience, cette puissance baisse, rapidement parfois, compromettant le résultat si l'on ne dispose pas de résistances importantes que l'on réduit au fur et à mesure que diminue la force électro-motrice de la pile (1).

Pour ces raisons donc, il sera bon de prendre 16 éléments de 0,2 ohm et d'en faire 2 séries de 8 éléments chacune.

En cours d'expérience, la différence de potentiel, aux bornes de la pile, sera d'environ $10 \times R = 10 \frac{8}{2} 0{,}2 = 8$ volts. La puissance fournie sera 80 watts.

Notre installation, d'ailleurs, comporte 16 éléments consommant $200 \times 16 = 3.200$ grammes de bichromate, donnant 600 watts-heure par kilo, soit en tout $600 \times 3{,}2 = 1.920$ watts-heure.

A la puissance de 80 watts, la charge durera $1.920/80 = 24$ heures, sur lesquelles il est pru-

(1) Il faut observer enfin que l'interrupteur périodique, dans sa marche, augmente beaucoup la résistance du circuit inducteur.

dent de ne compter que 20 heures de travail maximum.

Mais par contre, les expériences qui sont fréquentes en pratique, où l'on n'emploie que des courants de 2 et 3 ampères pourront durer 5 et 3 fois autant.

Il est facile, avec ces données, de dresser un tableau des constantes et des frais de cette installation très complète.

		16 éléments.	
A 12 fr. l'un	Prix :	200 fr.	»
Bichromate 3,5 k. à 1,60	—	5	60
Zinc 1,5 k. à 0,75	—	1	»
Acide sulfurique 7 k. à 0,25	—	1	75
Prix d'un chargement	—	8	35
Capacité électrique		1.000 ampères-heure.	
Energie électrique		2.000 watts-heures.	
Puissance maximum		80 watts.	
Au débit de		10 ampères.	
Sous pression de		8 volts.	
Durée minimum		20 heures.	

Toutefois, il faut observer que si l'on se procure des élements de résistance moindre, 0,1 ohm, par exemple, on pourra se contenter d'une seule série et, avec les mêmes constantes électriques, la pile coûtera moins et sera plus maniable.

Si l'on se contente d'une puissance moindre, suffisante toutefois dans nombre d'opérations radiographiques, on pourra réduire encore le nombre et les dimensions des éléments et arriver à une pile pratiquement transportable.

C'est ainsi que pour avoir 2 ampères sur une résistance extérieure totale de 1 ohm, soit sous pression de 2 volts, au régime de 4 watts, il suffira de 2 des éléments précédents.

Quant aux soins à donner à la pile et au mode de chargement, ils seront indiqués par le constructeur. Nous ne pouvons que recommander de tenir parfaitement propres toutes les connexions en les nettoyant au moindre signe d'oxydation, et d'entretenir les zincs toujours en parfait état d'amalgamation.

12. — Accumulateurs. — Les accumulateurs ou *piles secondaires* sont de véritables voltamètres dont les électrodes sont formées de deux plaques de plomb, de grandes surfaces, baignant très près l'une de l'autre, dans une solution d'acide sulfurique qui doit être *exempt d'arsenic.*

On les charge par un courant primaire d'origine quelconque qui, décomposant l'eau, oxyde la lame positive et réduit la lame négative. Il fait naître ainsi une force contre électro-motrice de polarisation des électrodes qui donnera ensuite dans un circuit d'utilisation un courant de décharge (ou secondaire) qui est de sens opposé à celui du courant de charge (primaire). La décharge ramène les plaques à l'état primitif où elles peuvent recevoir une nouvelle charge après épuisement.

Ils se comportent ainsi comme des réservoirs d'électricité que l'on accumule en grande quantité pour l'utiliser ensuite à son gré.

13. — La *capacité* d'un accumulateur est mesurée par le nombre d'ampères-heure qu'on peut y emmagasiner.

La *capacité spécifique* est mesurée par le nombre d'ampères-heure emmagasinés par kilo brut d'accumulateur (compris : plaques, liquides, vases).

L'*énergie* d'un accumulateur est mesurée par le nombre de watts-heure qu'il prend.

Son *énergie spécifique* est mesurée par le nombre de watts-heure qu'il prend par kilo brut.

14. — La capacité d'un accumulateur neuf augmente énormément par la *formation* qui consiste en une série de charges et décharges successives.

Cette opération est faite par le constructeur même, de sorte que nous n'aurons pas à nous en occuper puisque nous n'achèterons que des accumulateurs tout formés.

Disons toutefois que dans les types actuels on a rendu la capacité considérable et la formation rapide en faisant les plaques d'armatures métalliques qui portent des oxydes de plomb agglomérés, éminemment propres aux réactions de la charge et de la décharge.

Malheureusement ces préparations se détachent facilement par les *chocs*, les *trépidations*, l'abus des *régimes trop violents*, toutes causes de détérioration que le praticien devra éviter avec grand soin.

15. — Le poids des électrodes est à peu près la moitié du poids brut (plaques + liquide + vase).

Le *régime normal* de charge et de décharge doit être d'environ un ampère par kilo de plaques, soit 0,5 ampères par kilo brut.

Dans ces conditions, la capacité est de 5 ampères-heure par kilo brut.

La *force électro-motrice* de charge et de décharge est voisine de 2 volts, toujours un peu supérieure pour la charge, elle est un peu inférieure à la décharge.

Le *rendement en énergie* d'un accumulateur est le rapport de l'énergie fournie par la décharge à l'énergie dépensée pour la charge.

Dans de bonnes conditions, il approche de 90 0/0 mais il ne faut compter couramment, pour une petite installation comme la nôtre, que sur 50 0/0, en raison surtout de l'irrégularité que la variété des expériences imposera au régime.

Les *durées* de la charge et de la décharge

sont inversement proportionnelles à la puissance du courant, au voisinage du régime normal de 1 watt par kilo brut.

Mais, à régime forcé, les durées diminuent plus vite et le rendement baisse beaucoup, tandis que les accumulateurs s'abiment.

La valeur du rendement a peu d'intérêt en ces applications médicales; la durée n'est à considérer grandement que lorsque l'on n'a pas sous la main la source électrique destinée à la charge; l'altération des appareils est la seule considération qui ait ici une importance sérieuse.

16. — *Constantes de la série d'accumulateurs.* — Les données précédentes nous suffiront pour nous renseigner sur l'installation d'accumulateurs à acquérir.

En nous reportant aux calculs faits plus haut, lorsque nous choisissions une pile primaire, nous voyons que pour actionner, au maximum d'effet, notre bobine dont l'inducteur a une résistance de 0,5 ohms et doit recevoir 10 ampères sous pression de 5 volts, il nous faut au moins 5 accumulateurs en série

$$t = 5$$

Quant à la section que doit avoir notre pile secondaire, elle sera définie par cette nouvelle considération que les accumulateurs peuvent avoir la surface que l'on veut et qu'il est toujours plus avantageux de les prendre plus grands que plus petits. Les réactions se produisent mieux, l'installation est plus simple et meilleure pour un grand que pour deux petits de surface moitié moindre, l'usure normale comme les altérations accidentelles sont moindres, le prix est beaucoup moins élevé.

La surface et, par suite, le poids de nos accumulateurs devra donc être défini par la durée que nous demanderons à la décharge, soit : par la capacité ou l'énergie totale.

Or, nous avons vu que 1 kilo brut d'accumulateur donne 10 watts-heure.

Pour obtenir la puissance de 50 watts qu'il nous faut durant une heure, pour disposer, par suite, de 50 watts-heure, il nous faudra 5 kilos bruts d'accumulateurs, et pour 5 heures nous devrons prendre 25 kilos.

Toutefois, il est bon de tenir compte de cette circonstance que les accumulateurs ne doivent jamais être déchargés à fond, sous peine de détérioration rapide et que, par suite, nous ne devrons jamais leur demander toute leur charge avant de les recharger.

Il sera donc utile d'augmenter notablement la capacité que nous porterons, par exemple, à 50 kilos, répartis en 5 accumulateurs de 10 kilos brut, ayant chacun une capacité de 50 ampères-heure et une énergie de 100 watts-heure.

Mais, nous devrons ajouter ici, comme à propos des piles primaires, que la force électro-motrice 10 volts de notre installation doit être augmentée pour nous permettre d'introduire dans le circuit inducteur : rhéostat et instruments de mesure.

Nous devrons donc acquérir 7 ou 8 accumulateurs de 10 kilos bruts chacun, soit en tout 80 kilos.

Mais une autre considération encore doit nous obliger à augmenter la capacité de nos 8 accumulateurs.

On appelle *densité* d'un courant le quotient de son intensité par la section du conducteur.

Or, les accumulateurs se détériorent lorsque la densité du courant qui les traverse devient supérieure à celle qui correspond à un débit de 1 ampère par kilo. Puisque nous demandons au courant une intensité de 10 ampères, il faut que nos éléments portent chacun au moins 10 kilos de plaque. Chacun devra donc peser 20 kilos bruts.

Mais, dans ces conditions, la résistance intérieure de nos accumulateurs sera devenue tout à fait insignifiante par rapport à celle des conducteurs extérieurs, de sorte que, durant la décharge, la différence de potentiel aux bornes de la pile secondaire sera sensiblement de 16 volts. La puissance fournie sera donc de 160 watts.

Notre installation sera donc faite en définitive de

	3 accumulateurs
Ayant chacun.............	10 kilos de plaques.
Soit en tout............ ..	80 kilos de plaques,
ou........	160 kilos brut.
Coûtant, à 3,50 le kilo.....	280 francs.
La capacité totale sera.....	800 ampères-heure.
L'énergie totale...........	1.600 watts-heure.
Au débit de..............	10 ampères.
Sous.....................	16 volts.
Avec une puissance de.....	160 watts.
La décharge durera	10 heures.

Chaque élément portera environ 11 plaques dans un vase de verre dont les dimensions seront approximativement : longueur : 20 centimètres,
largeur : 20 —
hauteur : 30 —

Il s'agit là, bien entendu, d'une copieuse installation, qui pourra toujours être réduite au gré des conditions particulières dans lesquelles se trouvera le praticien.

Mais on trouve aujourd'hui des accumulateurs d'une grande solidité et, par suite, d'une puissance très souple, qui permet de pousser beaucoup le régime de décharge ; c'est en particulier le cas des accumulateurs dont la plaque positive est en plomb, sans pâte d'oxyde.

On peut leur demander un régime de décharge qui soit jusqu'à 10 fois le régime normal.

Le rendement est moindre, il est vrai, mais cette question, d'ordre purement économique, est tout à fait secondaire ici.

Ces types permettront de réduire le matériel à quelques éléments de poids minine, peu encombrants et facilement transportables.

17. — *Mise en place.* — Les accumulateurs sont livrés tout formés et installés par le fournisseur, lorsqu'il n'y a pas de trop long voyage à leur faire faire.

Ils sont expédiés secs, dans le cas contraire, et le médecin aura généralement à procéder lui-même à la mise en route.

Ils peuvent être installés dans un appartement car il ne s'en dégage aucune odeur, s'ils sont bien menés, si l'on prend la précaution de ne pas pousser la charge au-delà de la saturation, jusqu'à ce que les gaz oxygène et hydrogène, produits par l'électrolyse, ne trouvant plus à se fixer sur les plaques, arrivent à se dégager dans l'air, entraînant de la vapeur d'eau et des vapeurs sulfuriques qui se dégagent d'autant plus volontiers qu'alors la masse s'échauffe rapidement.

La pile secondaire doit être disposée sur une planche solide, de bois vernis ou graissé, en un mot pas hygroscopique. Chaque accumulateur doit reposer sur 4 disques de verre épais, qui donnent un isolement parfait.

Les accumulateurs montés et les connexions établies, on prépare la solution acide en versant de l'acide sulfurique bien *exempt d'arsenic* (EA comme l'on dit dans le commerce), dans 3 fois son volume d'eau pure, on agite constamment et on laisse refroidir, puis on verse dans les accumulateurs jusqu'à 1 ou 2 centimètres au-dessus des plaques.

18. — *Entretien.* — L'entretien consistera seulement à remplacer de temps en temps par de l'eau pure, le liquide emporté par évaporation spontanée.

On peut éviter cette évaporation en répandant à la surface du liquide une couche de 1 centimètre d'huile lourde de pétrole qui est inodore, retient les poussières et évite l'évaporation en même temps qu'elle maintient un bon isolement en empêchant l'eau acidulée de grimper le long des vases.

19. — *Mise en route.* — Lorsque l'installation est terminée, il faut charger les accumulateurs à fond, puis les décharger dans une résistance quelconque, par exemple dans un rhéostat ou une lampe à incandescence appropriée.

On recharge ensuite de nouveau les accumulateurs qui désormais pourront travailler régulièrement.

Il ne faut pas oublier que les accumulateurs abandonnés longtemps à eux-mêmes, perdent peu à peu spontanément de leur charge ; il faut donc les recharger avant de leur rien demander, après un long repos.

Pour charger les accumulateurs, on peut s'adresser :

1° A des piles primaires ;

2° A des machines d'induction (dynamos en général).

20. — *Charge par piles.* — Les piles primaires destinées à la charge des accumulateurs seront de préférence des piles constantes, à faible débit. Bon nombre de ces appareils reposent sur le principe de la pile Daniell au sulfate de cuivre. D'autres empruntent le bichromate de potasse et travaillent régulièrement grâce à une circulation constante des liquides au travers des éléments ou à tout autre dispositif.

Je ne reviendrai pas sur l'installation des piles

primaires ; j'ajouterai seulement ici que la force électro-motrice de l'ensemble devra être un peu supérieure à la force électro-motrice maximum de la série des accumulateurs à charger.

Il faut noter, en effet, que la force électro-motrice de chaque accumulateur, qui a la valeur moyenne de 2 volts, s'élève jusqu'à 2,5 volts en pleine charge, ce qui, pour notre série de 8 accumulateurs, donne 20 volts.

La pile de charge devra donc avoir une force électro-motrice de plus de 20 volts.

Quant à sa surface, elle devra être déterminée de façon que le régime se rapproche de la valeur normale. Il y aurait danger à la dépasser, mais on pourra toujours rester au-dessous si l'on en a le temps et surtout si l'on conserve les connexions durant les expériences, et si celles-ci empruntent assez peu de l'énergie des accumulateurs pour que les intervalles suffisent à la pile primaire pour la leur restituer.

21. — *Charge en surface.* — On peut encore charger les accumulateurs à l'aide d'une pile primaire de force électro-motrice 3 ou 4 volts seulement, si l'on s'astreint, pendant la charge, à coupler les accumulateurs en surface. Un *coupleur* instantané permettrait ainsi aisément de passer, en cours d'expérience, de la charge en surface à la décharge en tension. Ce dispositif sera très précieux pour bien des installations, mais sa description complète nous entraînerait si loin que nous devons, pour les détails, renvoyer aux ouvrages spéciaux.

D'ailleurs, la charge pour piles primaires, comme l'emploi direct de ces appareils, ne sont que des pis-aller de grande complication et offrent peu de sécurité en des mains qui ne sont pas très expérimentées et laborieuses, sans parler du prix de revient de l'énergie électrique qui est, sous cette forme, très élevé.

22. — *Charge par dynamos.* — On peut charger les accumulateurs par des dynamos à courants continus (machines d'induction, dynamos électriques) :

1° Directement lorsque l'on disposera de la machine elle-même ;

2° Indirectement lorsque l'on disposera d'une canalisation émanant d'une usine centrale.

Dans les deux cas il serait plus simple d'employer directement sur la bobine même le courant des dynamos ; mais il faudra passer par les accumulateurs dans les localités où l'usine ne travaille que la nuit ou bien que, pour toute autre raison, le courant ne sera pas directement utilisable.

23. — *Dynamo spéciale.* — Si l'on a le choix de la dynamo, on devra lui demander une force électro-motrice un peu supérieure au maximum 20 volts de celle de la série des accumulateurs et un débit voisin de 10 ampères.

On pourra aussi, comme nous avons dit pour les piles primaires, employer un couplage approprié pour la charge.

Nous n'insisterons pas sur la conduite de pareilles dynamos ; on en trouvera les règles dans les traités spéciaux.

24. — *Charge par 110 volts.* — Lorsque le médecin est abonné à une usine centrale qui lui fournit le courant continu au potentiel de 110 volts, durant la nuit seulement, il doit se munir de la série d'accumulateurs que nous avons décrite, afin de pouvoir travailler à toute heure.

Pour la charge, il mettra ses accumulateurs en série avec la dynamo de l'usine, en même temps qu'un ampère-mètre et un rhéostat.

25. — *Rhéostat métallique.* — Le rhéostat sera le plus souvent une résistance en maillechort ou mieux en ferro-nickel. Pour que le courant soit de

10 ampères, il faut que la résistance étrangère aux accumulateurs soit d'environ

$$R = \frac{110 - 16}{10} = \frac{94}{10} = 9{,}4 \text{ ohms} = 10 \text{ ohms}$$

d'autre part, pour que le fil de ferro-nickel ne s'échauffe pas dangereusement, il faut, pour porter 10 ampères, qu'il ait un diamètre d'environ 3 millimètres.

Sous ce diamètre, sa résistance est d'environ 0,1 ohm par mètre. Il lui faudra donc une longueur de 100 mètres et un poids de 5 kilos.

Pour lui faire donner des intensités moindres, utiles dans bien des cas, il faudra le compléter par d'autres résistances.

C'est ainsi que pour descendre jusqu'à 5 ampères, il faudra une résistance totale de 20 ohms, soit 10 ohms en plus qui, produits par un fil de 2 millimètres de diamètre, à 0,25 ohms par mètre, exigeront une longueur de 40 mètres.

Enfin, pour descendre jusqu'à 2 ampères, il faudra encore ajouter 30 ohms qui exigeront, en fil de 1 millimètre de diamètre à 1 ohm par mètre, 30 mètres de ce nouveau fil.

Le tout sera disposé sur un cadre isolant et un curseur permettra de varier rapidement la résistance utilisée afin d'amener à chaque instant l'intensité à la valeur nécessaire (*fig. 6*).

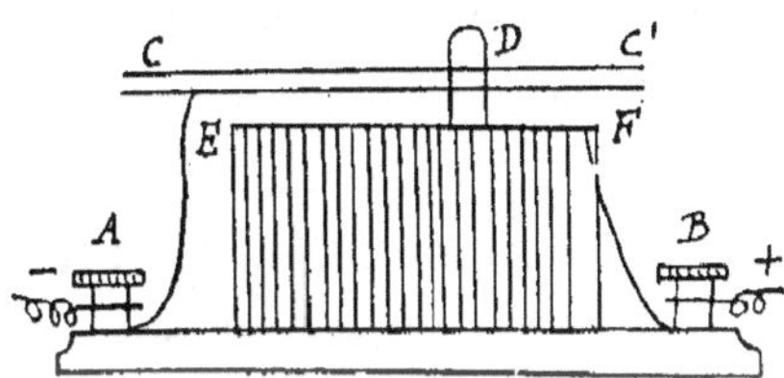

Figure 6. — Rhéostat métallique.

Un tel rhéostat sera précieux, mais coûtera environ 150 francs.

26. — *Rhéostat d'incandescence.* — On peut réduire la dépense en se contentant de mettre dans le circuit, en dérivation l'une sur l'autre, 2 lampes à incandescence de 100 bougies chacune et de 90 à 100 volts.

Chacune prendra environ 5 ampères et un peu plus si leur voltage est bas. Le courant dans les accumulateurs sera ainsi un peu supérieur à 10 ampères.

On l'amènera précisément à la valeur voulue en ajoutant dans le circuit un rhéostat ordinaire comme l'industrie les fait couramment à 25 francs, pour accompagner les lampes à arc.

En éteignant l'une des lampes, on ramènera au besoin l'intensité à 5 ampères et l'on pourra l'abaisser encore à l'aide du petit rhéostat.

27. — *Rhéostat à eau.* — Ajoutons enfin qu'ici, comme dans la manœuvre de la bobine d'induction, on pourra remplacer tous ces rhéostats solides par un autre bien plus économique mais plus embarrassant, qui consiste simplement en un grand vase (au besoin un seau ou un baquet) rempli d'eau ordinaire où plongent deux grandes lames de charbon de cornues introduites dans le circuit.

Il suffira de faire varier la distance des deux lames de charbon pour amener l'intensité à la valeur nécessaire.

28. — *Saturation.* — Un volts-mètre relié aux deux pôles de la série d'accumulateurs permettra de juger du moment où ils atteignent leur charge maximum.

Il suffit pour cela d'arrêter le courant de l'usine et de fermer, à l'aide d'un bouton de sonnerie, le circuit des accumulateurs sur le volts-mètre. Si celui-ci marque 20 volts, on peut arrêter la charge.

On sera d'ailleurs renseigné aussi bien par le dégagement de gaz qui abonde dans le liquide dès que les accumulateurs sont saturés.

29. — *Travail direct sur dynamo.* — Mais il sera toujours plus simple de lancer directement dans la bobine d'induction le courant de la dynamo ou de l'usine.

Si la dynamo a les constantes exigées par la bobine, il suffit de la mettre en circuit en ajoutant un ampère-mètre et un petit rhéostat.

Si son potentiel est beaucoup trop élevé, on procède comme pour employer le courant à 110 volts des usines.

30. — *Travail direct sur 110 volts.* — Lorsque, comme dans beaucoup de localités, le médecin dispose d'une distribution de courants continue à 110 volts, il lui suffit d'introduire dans le circuit de l'usine la bobine inductrice, un ampère-mètre et un rhéostat capable d'abaisser le débit à 10 ampères et au-dessous.

Bien entendu, il devra avoir un compteur pouvant porter et au-delà le courant nécessaire.

31. — *Crachement du trembleur.* — Il y a lieu toutefois d'observer que la plupart des types des interrupteurs des bobines sont incapables de fonctionner correctement dans ces conditions.

S'il est toujours vrai, qu'à circuit fermé, la différence de potentiel aux bouts de l'inducteur n'est que de 5 volts, il n'en est plus de même au moment où l'interruption se produit.

La couche d'air qui grandit entre les deux

parties métalliques du circuit qui se séparent, oppose une résistance rapidement croissante qui fait monter entre ces deux points la chute du potentiel jusqu'à 110 volts. Il se produit là un arc électrique qui dure jusqu'à ce que l'écart soit notable. Le courant qui franchit cet arc de résistance croissante diminue d'intensité trop lentement pour que le courant induit ait tout le potentiel nécessaire et le tube de Crookes marche mal tandis que bientôt le contact métallique, fondu par l'arc, soude l'une à l'autre les deux pièces qui devraient se séparer sans effort.

Cet inconvénient s'atténue par l'augmentation de la capacité du condensateur de la bobine, mais ne disparaît pas complètement en général.

Il y a deux moyens, onéreux, il est vrai, mais très pratiques de supprimer cette difficulté.

32. — *Travail en dérivation.* — On peut lancer le courant de l'usine dans un rhéostat de résistance minime R, qui lui laisse une grande intensité (*fig.* 7).

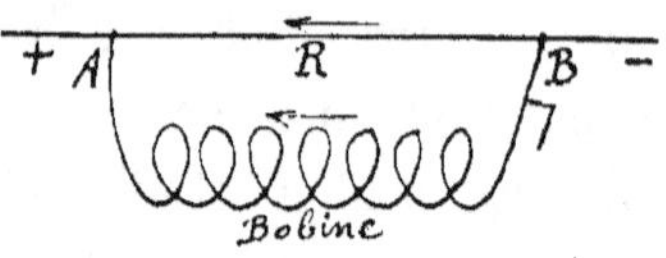

Figure 7. — Dérivation sur rhéostat.

On relie le circuit inducteur à deux points A et B de la résistance choisis de telle façon que la différence de potentiel y soit de 20 volts environ. Il suffira alors de déplacer un peu le point du contact B sur la résistance pour faire varier la force électro-motrice employée et amener dans l'inducteur l'intensité à la valeur nécessaire.

La résistance R est ainsi employée à la manière d'un *réducteur de potentiel*. Des appareils de cette nature sont fabriqués journellement pour les usages électro-médicaux, mais seulement pour porter un ampère environ. Il serait facile aux constructeurs d'en faire pour les conditions actuelles, mais, en tous cas, le praticien pourra aisément réaliser lui-même le dispositif nécessaire ou le faire construire sous une forme quelconque.

Il n'y a à reprocher à cette combinaison que l'augmentation de dépense qui résulte de la nécessité de consommer une énergie double au moins de celle qu'utilise la bobine et d'exiger 2 ampères-mètres ; l'un dans le circuit de l'usine, l'autre dans le circuit de la bobine inductrice.

33. — *Accumulateurs en dérivation.* — Le second moyen d'éviter les inconvénients des courants intenses à 110 volts consiste dans l'emploi des accumulateurs, qui ainsi demeurent très précieux, même lorsqu'on dispose à toute heure d'un courant à 110 volts.

On introduit les accumulateurs dans le circuit de l'usine avec un ampère-mètre et un rhéostat qui amène le courant à 10 ampères.

On relie la bobine inductrice aux deux pôles de la série des 8 accumulateurs en ajoutant, dans le circuit inducteur, un ampères-mètre et un rhéostat de quelques ohms (*fig. 8*).

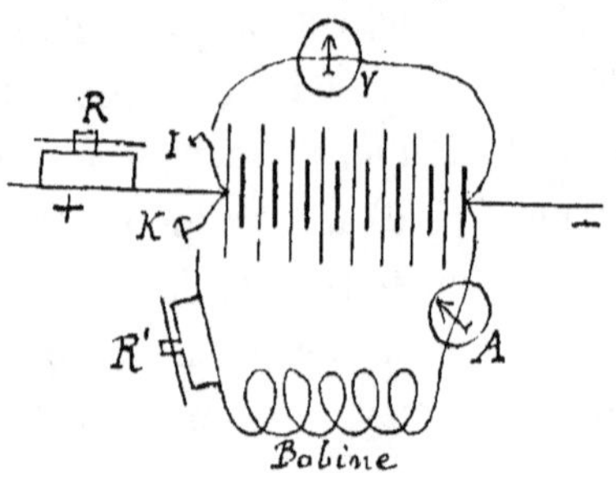

Figure 8. — Dérivation sur accumulateurs.

On peut alors à volonté, pendant la durée des expériences, interrompre le courant de l'usine ou bien le laisser passer dans les accumulateurs auxquels il restitue, au fur et à mesure l'énergie électrique consommée par la bobine.

C'est là assurément le dispositif le plus avantageux de tous ceux que l'on peut employer. Il donne la sécurité absolue et permet de transporter au lit du malade des accumulateurs toujours chargés pour des expériences que l'on ne peut faire chez soi.

34. — *Réduction par moteur et dynamo.* — Enfin, il sera aussi possible d'obtenir le courant nécessaire en lançant le courant à 110 volts dans un moteur électro-dynamique qui entraînera mécaniquement une machine dynamo électrique fournissant un courant continu directement utilisable dans la bobine.

Moteur et dynamo peuvent, d'ailleurs, être montés en une seule et même machine, et le rendement de cette double transformation est très acceptable.

35. — *Emploi des courants alternatifs d'usines.* — Dans certaines localités enfin le médecin reçoit d'une usine lointaine un courant à 110 volts qui, au lieu d'être continu, comme nous l'avons supposé, est alternatif, c'est-à-dire constitué par une série de courants qui se suivent alternativement de sens inverses à raison de 30 à 40 par seconde.

On a employé directement de tels courants à la production des rayons X en les lançant, atténués par un rhéostat, directement dans la bobine inductrice, sans recourir à aucun trembleur.

Ces courants produisent bien l'induction mais

donnent, à la décharge dans le tube de Crookes, des courants qui passent aussi alternativement en sens inverses. De tels courants détérioreraient rapidement les tubes à électrodes délicates que l'on construit spécialement pour la radiographie, et ne conviennent pas sous cette forme pour un travail pratique.

On peut, sur les deux séries de courants, supprimer l'une d'elles à l'aide d'un *interrupteur synchrone*. Cet interrupteur pourra être un diapason qui donne autant de vibrations que le courant comporte de changements de sens (alternances) dans le même temps. On règle l'interrupteur de façon qu'il coupe tous les courants d'un même sens à un même instant de la phase, de préférence au moment où ils ont leur plus grande intensité. Le diapason referme le circuit au moment où reviennent les courants de même sens. De la sorte les choses se passent comme avec les courants continus. L'interrupteur peut être encore formé d'un aimant à deux pôles oscillant synchroniquement au courant alternatif et dont la fréquence est réglée par une masse que l'on peut déplacer par rapport à l'axe d'oscillation.

Ces types d'interrupteurs pour courants alternatifs rendront de grands services lorsque les constructeurs seront prêts à les livrer.

Dès aujourd'hui, toutefois, on peut employer les courants alternatifs en leur faisant actionner un moteur électro-dynamique approprié qui mettra en marche une dynamo fournissant un courant continu dans les conditions mêmes exigées par la bobine. Les deux organes : moteur à alternatifs et dynamo à continu peuvent être réunis en une seule et même machine. Le rendement de cette double transformation ne sera pas inférieur à celui des autres dispositifs et, d'ailleurs, il est chose secondaire pour le médecin.

Ajoutons que cette disposition est depuis longtemps employée pour charger indirectement des accumulateurs à l'aide des courants alternatifs.

III. — Les Accessoires.

36. — La bobine d'induction doit être accompagnée d'un interrupteur périodique et d'un condensateur électrique.

L'interrupteur périodique est destiné à produire une succession d'interruptions du courant inducteur. La rupture se produit entre deux points métalliques et s'accompagne d'une étincelle puissamment grossie par l'*extra-courant* direct de *self-induction* qui se produit dans la bobine inductrice, comme dans toutes les autres parties du circuit inducteur où le conducteur est enroulé en bobine serrée. Cette étincelle prolonge le courant inducteur et réduit beaucoup le potentiel de l'induit direct. Il est indispensable d'atténuer cette étincelle.

37. — Condensateur. — On y arrive en mettant les deux pièces métalliques entre lesquelles se fait l'interruption en communication avec les armatures d'un condensateur électrique. Ces armatures sont formées de deux feuilles d'étain séparées par une feuille isolante de papier paraffiné. Le tout est replié et logé dans une boîte.

La *capacité* d'un condensateur est mesurée par le nombre de coulombs qui lui donnent un potentiel de 1 volt.

L'unité de capacité est, sous le nom de *farad*, la capacité d'un conducteur que 1 coulomb porte à 1 volt.

Le farad étant une unité trop grande pour la pratique, on rapporte les capacités au *micro-farad* qui est un millionnième de farad.

On trouve, dans le commerce, des condensateurs formés de plusieurs parties de capacités graduées comme les masses dans les boîtes de poids. Une manette permet d'ajouter successivement ces diverses capacités. Avec un condensateur ainsi monté (en décade, comme l'on dit) et formé d'éléments dont les capacités sont successivement 0,5; 0,2; 0,2; 0,1 micro-farads, on pourra réaliser toutes les capacités de 0,1 à 1 micro-farad qui sera, d'ordinaire, suffisant pour les applications. Cette boîte de condensateurs remplacera avantageusement le condensateur invariable que l'on trouve logé dans le socle des bobines de Ruhmkorff.

Il est essentiel, en effet, que la capacité du condensateur soit proportionnée à la quantité d'électricité qu'on se propose d'y détourner comme suit.

Lors de la rupture du circuit, les électricités de noms contraires qui se disposent à prolonger le courant inducteur, trouvant une issue moins résistante dans les grandes surfaces conductrices du condensateur, vont immédiatement s'y condenser. Ainsi se trouve atténuée, sinon supprimée, l'étincelle de rupture.

Lorsque, l'instant d'après, le circuit se referme, ces électricités se recombinent au contact de l'interrupteur et à travers le circuit inducteur et laissent le condensateur prêt au même usage.

Il suffit de faire éclater l'étincelle d'induction dans un excitateur électrique pour constater que celle-ci est très courte quand on supprime le condensateur et grandit de plus en plus lorsque l'on augmente la capacité du conducteur jusqu'à la valeur la plus favorable. L'expérience montre enfin que l'étincelle diminue de nouveau lorsque l'on augmente la capacité au-delà de cette valeur optima ; laquelle, d'ailleurs, est d'autant plus élevée que le courant inducteur est plus intense.

On voit, dès lors, la nécessité de varier la capacité du condensateur dans chaque cas particulier, en raison de l'énergie dépensée dans la bobine.

38. — L'interrupteur périodique du courant inducteur se construit sous les formes les plus variées, tantôt solidaire, tantôt indépendant de la bobine.

Il n'est guère de modèle actuellement dans le commerce qui puisse convenir à toutes les applications des rayons X.

Ceux-ci, en effet, se prêtent à des usages très différents selon qu'ils sont produits par des décharges plus ou moins longues.

D'autre part, les longues étincelles exigent une fréquence minime, tandis qu'on peut augmenter beaucoup la fréquence pour les étincelles courtes, et l'on y a grand intérêt.

(La *fréquence* d'un phénomène est mesurée par le nombre de fois qu'il se répète par seconde).

Le même interrupteur donne difficilement des fréquences fort différentes, de sorte que nous sommes amenés à distinguer les interrupteurs lents et les interrupteurs rapides.

39. — *Interrupteur à mercure.* — Le type des interrupteurs lents est celui de Foucault, dont le grand modèle fonctionne indépendamment de la bobine (1).

Il se compose d'une tige verticale, oscillant sur une lame de ressort, autour d'une base fixée au socle. Il porte un levier horizontal armé d'une longue pointe descendante et terminée par un bout de platine. Cette pointe peut plonger dans

(1) Voir : *Photo-Journal*, p. 257, août 1896.

du mercure contenu dans un vase de verre qui peut être déplacé verticalement à l'aide d'une vis logée dans son support. L'autre extrémité du levier est munie d'un contact en fer qui s'étend au-dessus des faces polaires d'un électro-aimant vertical (*fig. 9*).

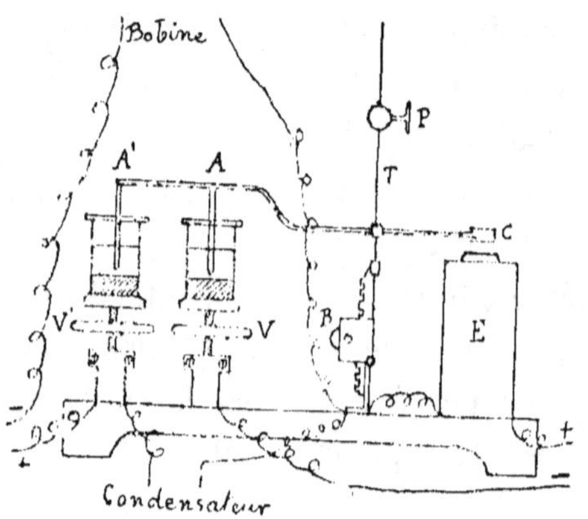

Figure 9. — Interrupteur de Foucault.

Le courant d'une source auxiliaire est lancé dans l'électro-aimant, traverse le mercure, la pointe plongeante, le levier, la tige oscillante et revient à la source.

Dès que le circuit est fermé, l'électro attire le contact, fait basculer le levier dont la pointe abandonne le mercure. Une étincelle jaillit à la rupture du circuit, au sein d'une couche d'alcool dont on a couvert le mercure, pour protéger sa surface de l'oxydation et brusquer l'interruption du courant.

Le levier, abandonné par l'électro, revient au mercure pour osciller ainsi tant que passe le courant.

Les oscillations seront d'autant plus rapides que l'on descendra plus bas la charge mobile qui glisse le long de la tige verticale. Elles seront très lentes si cette masse est relevée; mais pour pouvoir réduire suffisamment leur nombre, il sera bon d'exiger du constructeur une masse mobile plus grosse qu'il ne la donne, ou bien une masse additionnelle pour les cas extrêmes.

Il faudra aussi exiger un électro-aimant beaucoup plus fort; ce sera nécessaire pour obtenir régulièrement de très grandes étincelles.

Enfin, il faudra coller sur les faces polaires, à l'aide de solution de caoutchouc, une petite bande de caoutchouc pour recevoir les chocs du contact, les assourdir et rendre au levier, par élasticité, une partie de son énergie au moment du départ.

Le levier horizontal se prolonge au-delà de la première pointe et en porte, à son extrémité, une seconde.

Cette pointe extrême peut plonger dans le mercure, couvert d'alcool, d'un second godet, mobile verticalement comme le premier, lorsque le levier est incliné du côté des godets.

Le courant inducteur, lancé alors dans le mercure du godet extrême, passe à la pointe, au levier, au ressort ; il est conduit de là à la bobine inductrice d'où il retourne à sa source.

Lorsque le levier se relèvera, le circuit inducteur sera coupé, une étincelle jaillira entre le mercure et la pointe du godet extrême ; elle sera atténuée par le condensateur dont les armatures sont reliées, l'une au godet, l'autre au levier oscillant. Les choses se reproduiront ensuite.

Tout ira bien, tant que l'inducteur aura une intensité minime, mais, dès que celle-ci augmentera, l'alcool et le mercure seront projetés de tous côtés, salissant tout ; bientôt l'alcool s'enflammera et tout cela, malgré les couvercles perforés dont on coiffe les godets d'ordinaire.

Il faut, pour éviter ces sérieux ennuis, exiger que le godet de l'inducteur soit beaucoup plus grand qu'on ne le fait d'ordinaire; il doit avoir de 5 à 7 centimètres de diamètre, et 10 à 12 de haut. On y mettra une haute colonne de mercure de 3 à 5 centimètres et par-dessus une épaisse couche d'alcool de même hauteur au moins.

Dans ces conditions, les étincelles des courants les plus intenses sont toujours presque aussi bruyantes, mais la charge qu'elles portent arrête toute projection de liquide et, par suite, l'on ne risquera jamais de voir l'alcool s'enflammer.

On devra remplacer, de temps en temps, ce qui s'en évapore ; nettoyer et remplacer tout de loin en loin ; tandis que les petits godets doivent être nettoyés à chaque instant.

La pointe de l'extrémité du levier devra être beaucoup plus longue qu'on ne la fait d'habitude. Il faut qu'elle puisse atteindre presque le fond du godet, plonger profondément et longuement dans le mercure, où elle donnera au courant inducteur le temps de prendre toute son intensité. L'émergence et, par suite, la rupture, n'en seront que plus brusques et partant plus favorables.

La tige oscillante est portée par une crémaillère à pignon qui permet de déplacer le tout verticalement, de façon à aider au réglage de l'amplitude et de la fréquence des oscillations.

L'interrupteur à mercure a été réduit dans un modèle où les interruptions sont commandées par le courant inducteur lui-même agissant par l'aimantation du noyau en fer doux de la bobine inductrice. Ce modèle est évidemment moins bon en raison de la solidarité des deux phénomènes. On pourra l'employer pour les courants faibles tel qu'il est mais, pour les courants intenses, il faudra en faire grandir beaucoup toutes les pièces qui sont d'ordinaires insuffisantes.

Le Foucault, modifié comme je viens de dire,

demeurera un excellent interrupteur pour les fréquences minimes et moyennes.

J'ai vu, il y a quelques jours, en construction, un interrupteur à mercure dont la pièce oscillante est un diapason actionné électriquement. La fréquence est réglée avec précision par une masse mobile. On peut en attendre un interrupteur d'une grande régularité pour les courtes périodes.

J'ai vu récemment deux types nouveaux d'interrupteurs à mercure actionnés par des moteurs électriques et, par suite, d'une marche plus sûre que le Foucault. Les qualités, toutefois, en sont encore trop peu éprouvées pour que je puisse les recommander.

40. — *Interrupteur solide.* — Les modèles d'interrupteurs à grande fréquence sont bien plus nombreux ; je me garderai de chercher à les décrire tous.

Ils sont tous à contact solide, entre deux pièces de platine. Le contact doit être assez fort et prolongé pour bien établir le courant ; la rupture doit être brusque avec écartement suffisant.

La plupart de ses appareils sont solidaires de la bobine.

Le plus simple est appelé *trembleur à marteau* (*fig. 1*). Il est formé d'une tête de fer doux portée à l'extrémité d'un long ressort dont l'autre bout est fixé à une colonne vissée dans le socle. Vers le milieu de sa longueur, sur la face opposée à la bobine, le ressort porte, soudée, une pièce de platine qui peut venir butter contre la pointe de platine d'une vis mobile, à mouvement très dur, dans un écrou pratiqué au sommet d'une colonne fixée au socle.

Le courant amené à la vis passe au ressort en contact puis à la bobine inductrice et retourne à sa source. La tête de fer attirée par le noyau de la bobine, qui est aimanté, entraîne son ressort qui abandonne la vis. Entre les deux platines, brusquement séparés, jaillit l'étincelle qui est atténuée par le condensateur relié de part et d'autre.

Mais, le courant rompu, le ressort revient en arrière, butte contre la vis fixe ; le contact est forcé et prolongé par le mouvement de la tête de fer qui continue un instant, puis les choses recommencent.

Mais si les dimensions et positions invariables des diverses pièces sont favorables à une certaine valeur de l'intensité du courant, il n'en est plus de même pour tout autre valeur qui entraîne des perturbations de toutes sortes.

Un heureux perfectionnement a permis de varier, selon les besoins, la distance de la tête

5

de fer au noyau de l'inducteur. Marteau et vis de buttée sont portés par une même pièce robuste que l'on peut, à l'aide d'une vis à écrou molleté, faire pivoter autour d'un axe vertical assez lointain. Une autre vis permet de donner au ressort vers son point d'attache, une tension plus ou moins grande. L'addition de ces deux éléments de réglage permet à l'appareil de fonctionner également bien pour des intensités très diverses et atténue beaucoup le bruit insupportable qu'on reproche aux interrupteurs.

On construit depuis peu un interrupteur très rapide à marteau où l'une des surfaces de contact est renouvelée sans cesse, grâce à un petit moteur électrique actionné par le courant. Lorsque le régime est bien réglé, l'on obtient une induction très régulière.

On a employé, il y a près de vingt ans, en Angleterre, des interrupteurs oscillants à grande fréquence, atteignant jusqu'à 2.500 interruptions par seconde. M. Ward a pu alors observer l'atténuation considérable des effets physiologiques que l'on a retrouvée récemment dans les courants dits de haute fréquence.

Vers la même époque, M. Gordon a employé un interrupteur à roue de Masson entraînée par un petit moteur électro-magnétique et donnant jusqu'à 6.000 interruptions par seconde.

On trouvera, je crois, l'interrupteur donnant à la fois les petites et les grandes fréquences en utilisant le principe de la roue de Masson entraînée par un petit moteur comme on les construit aujourd'hui. On devra monter l'axe verticalement, le moteur en dessus. La roue de Masson sera, au-dessous, noyée dans un vase sous une épaisse et abondante couche d'alcool ou d'huile de pétrole raffiné qui lubrifiera les frottements tout en apportant brusquement sur le trajet de l'étincelle une masse de liquide isolant qui refroidira et rejettera les vapeurs métalliques produites par l'explosion. Il suffira de varier la vitesse du moteur pour obtenir toutes les fréquences d'interruption.

41. — Excitateur. — La bobine d'induction devra être accompagnée d'un excitateur électrique permettant d'estimer rapidement la longueur des étincelles d'induction.

Le mieux est d'obtenir du constructeur que l'excitateur soit installé sur la bobine même. Les bornes où arrivent les extrémités du fil induit seront perforées de trous assez gros pour laisser passage à deux tiges mobiles parallèlement à l'axe de la bobine. Ces tiges seront divisées en centimètres, de façon que l'on puisse y lire la distance des extrémités entre lesquelles jaillit l'étincelle. Ces extrémités peuvent se terminer en pointes, mais il vaudra mieux les munir de boules métalliques de diamètres égaux connus (1 centimètre par exemple). Alors, les conditions de l'excitation seront invariables et la longueur de l'étincelle pourra servir de mesure au potentiel du courant induit direct.

Le plus souvent, l'excitateur est monté sur un support isolé spécial que l'on dispose à côté de la bobine. Les branches sont reliées par des fils métalliques aux bornes de l'induit.

42. — Rhéostats. — Nous avons dit plus haut (**25**) ce qu'il faut savoir des rhéostats que l'on doit employer pour varier la résistance des circuits.

En dehors des rhéostats liquides ou solides que l'on construira soi-même, on devra préférer les modèles courants que l'industrie électrique emploie beaucoup aujourd'hui. Ces modèles sont trop nombreux pour que nous puissions les décrire.

Nous répéterons que les grandes résistances seront avantageusement représentées par des lampes à incandescence groupées en série ou en dérivation. Elles coûteront moins cher que pareille résistance métallique et leur lumière sera souvent précieuse. Lors des expériences de fluoroscopie, où cette lumière gênerait, on pourra couvrir ces lampes d'une boîte en bois ou en carton.

43. — Ampères-mètres et Volts-mètres. — Les ampères-mètres et volts-mètres, galvanomètres mesurant l'intensité et la force électromotrice des courants, devront être choisis parmi les modèles qui sont le mieux *apériodiques*, c'est-à-dire où l'aiguille oscille le moins lorsqu'elle vient d'être déplacée par un courant. Les lectures seront beaucoup plus faciles et plus rapides.

Cette qualité est surtout indispensable à l'ampère-mètre placé à poste fixe dans le circuit inducteur. Les variations incessantes du courant tiennent l'aiguille en mouvement perpétuel dont les oscillations sont d'autant moindres que l'apériodicité de l'instrument est meilleure. Un bon apériodique permettra d'estimer avec grande exactitude l'intensité moyenne du courant inducteur et ses variations. Or, c'est en suivant cette indication, tout au cours des expériences, que l'on se rendra le mieux compte de la marche de la bobine.

L'ampère-mètre qui pourra aller jusqu'à 25 ou 50 ampères devra donc demeurer en circuit.

Les volts-mètres ne sont pas capables de porter sans danger les courants voisins de la limite supérieure. Ils seront placés en dérivation aux points intéressants; mais on devra mettre, sur l'un des fils de jonction, un contact comme un bouton de sonnerie électrique. Il suffira de presser le bouton pour lancer le courant dans l'instrument et faire la lecture nécessaire. Dès que l'on abandonnera le bouton, le volt-mètre reviendra au repos.

44. — Interrupteurs et commutateurs. — Il importe de disposer sur les divers circuits des interrupteurs destinés à lancer ou arrêter les courants en temps utile.

Nous venons d'employer le simple bouton de sonnerie pour le volt-mètre qui, recevant un courant de très faible intensité, peut se contenter d'un interrupteur aussi petit.

Les autres courants, beaucoup plus intenses, devront porter des interrupteurs plus robustes. Les meilleurs seront ceux que l'on trouve en service dans l'industrie de l'éclairage et que l'on devra choisir en raison de l'intensité maximum en usage. On devra, en particulier, rechercher les modèles de rupture brusque qui évite les détériorations produites par les extra-courants de rupture qui sont toujours, comme nous l'avons dit, à haut potentiel.

On devra employer aussi, en particulier, sur le trajet du courant inducteur à la bobine, un interrupteur-inverseur ou *commutateur* destiné à fermer ou ouvrir le circuit, mais aussi à changer le sens du courant dans la bobine inductrice, opération qu'il est nécessaire de faire rapidement lorsqu'une erreur de jonction a conduit dans un tube de Crookes délicat, les étincelles dans le sens dangereux.

Les modèles, encore, de commutateurs sont innombrables. Celui de Ruhmkorff, que l'on trouve souvent dans les appareils de physique, perd assez vite ses avantages par un long usage et les connexions n'y sont pas faciles à suivre.

Pour les commutateurs, comme aussi les interrupteurs simples, on devra préférer les modèles où le sens du courant est facile à suivre. Il est, en effet, très important pour les accumulateurs et les tubes de Crookes, de ne pas faire d'erreur sur le sens des courants, sous peine de mettre vite hors d'usage ces appareils importants.

On pourra enfin faire soi-même, à bon compte, des interrupteurs et commutateurs soit à contacts solides, soit à mercure.

45. — Conducteurs. — Les fils conducteurs destinés à établir les connexions électriques devront être des câbles souples, isolés et couverts de soie, comme on les emploie dans l'éclairage électrique. Ceux qui sont destinés aux courants de grande intensité de la bobine inductrice devront être choisis assez gros pour porter les plus forts courants en usage (10 ampères) sans s'échauffer.

Ceux qui conduisent les courants induits de haut potentiel, mais de très faible débit, peuvent être très fins, mais doivent être parfaitement isolés. Ceux que l'on trouve dans le commerce n'ont qu'un isolement tout à fait insuffisant pour éviter les étincelles, lorsque l'on passe dans leur voisinage.

Je recommande à tous ceux qui craignent ces commotions fortuites, qui sont pour beaucoup de fort désagréables surprises, de se procurer des tubes de caoutchouc épais. Ces tubes, dits tubes à vide, auront 2 à 4 millimètres de diamètre intérieur et 12 à 16 millimètres de diamètre extérieur. On y enfilera tous les conducteurs fins destinés aux courants induits, en laissant déborder juste ce qu'il faut pour établir les contacts. De tels conducteurs, ainsi isolés, peuvent être maniés en cours d'expériences sans qu'on ait à redouter même les grandes étincelles, dont les commotions seraient dangereuses pour certaines personnes et toujours fort peu tolérées par les malades.

46. — Supports isolants. — Le médecin devra disposer de plusieurs supports indépendants, parmi lesquels un support isolant, destiné à soutenir les conducteurs de l'induit, lorsque ceux-ci doivent aller un peu loin pour atteindre le tube de Crookes.

Ce support sera un pied d'appui-tête de photographe ou un trépied très lourd en fonte (*fig. 13*). Il portera un gros tube vertical dans lequel s'engagera un manche à balai mobile verticalement et pouvant être fixé à la hauteur utile. Celui-ci portera en son sommet, par le milieu, une longue baguette de bois ou mieux de verre, ou bien de quelque autre matière bien isolante. Le long des bras de cette baguette horizontale pourront courir des pinces destinées à maintenir les conducteurs de l'induit. Ces pinces, à ressort d'acier ou de caoutchouc, seront de simples pinces américaines, dites épingles de blanchisseuses en bois ou en métal, ou bien un des innombrables modèles légers de pince-notes de bureau ou de bicyclette.

Lorsqu'on se contentera de conducteurs souples non couverts de caoutchouc à vide pour l'induit, on pourra les faire entrer dans une fente pratiquée dans le flanc d'un bouchon de liège, dans lequel on aura percé des trous permettant de passer la baguette horizontale. Les bouchons, ainsi enfilés, se déplacent facilement le long de la baguette, tournent aisément autour de celle-ci, et constituent des pinces suffisantes et économiques.

Après cette description un peu sommaire mais assez complète des appareils et accessoires qui constituent le matériel électrique, nous arriverons à l'étude des tubes de Crookes.

IV. — Tubes à vide.

47. — Les tubes à vide sont en verre, choisi bien transparent pour les rayons X, soufflé très mince sur le trajet de ces rayons. Ils portent, soudées à leurs parois, deux électrodes: l'*anode* ou électrode positive, la *catode* (ou cathode) ou électrode négative.

La catode est formée d'un long fil de platine qui se continue à l'intérieur par un disque d'aluminium auquel on a donné une courbure convenable (*Tubes en poire, fig. 10*).

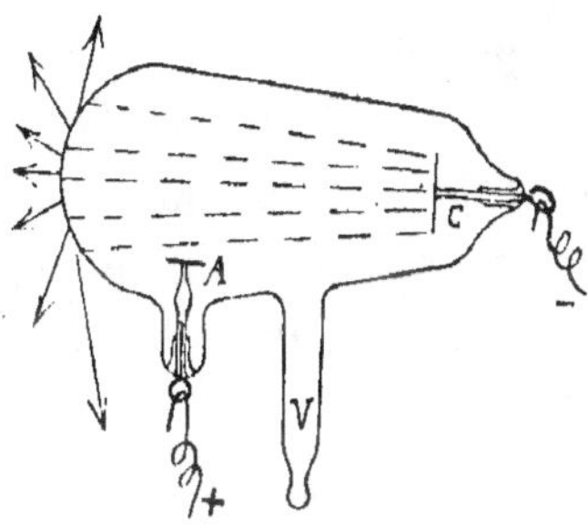

Figure 10. — Tube de Crookes en poire.

L'anode se termine intérieurement par une extrémité de forme variée dans les tubes primitifs ; par un disque de platine appelé *anticatode* ou *focus* dans presque tous les tubes actuels dits aussi tubes *focus*.

Au dehors, les fils de platine des deux électrodes se recourbent en une petite boucle dans laquelle on fait passer l'extrémité du rhéophore (conducteur de l'induit) de même signe, après qu'on a recourbé celle-ci en un petit crochet. Il n'y a pas à chercher ici un contact aussi parfait que pour les courants de bas potentiel, car les hauts potentiels de l'induit triomphent, sans la moindre difficulté, d'une jonction aussi rudimentaire.

Le tube à vide porte un tube cylindrique étroit par où l'on a fait le vide jusqu'aux limites requises d'environ 1 millionnième d'atmosphère à l'aide d'une trompe à vide.

Le constructeur a dû essayer son tube, en cours de vidange, à l'aide de l'étincelle elle-même. C'est seulement lorsqu'il donne le flux nécessaire de rayons X, qu'il le sépare de la trompe en fondant le tube de raccord qui se bouche en se détachant (1).

(1) Quelques médecins désireront peut-être pouvoir apprécier la valeur d'un tube de Crookes, à la livraison ou en cours d'usage. Les méthodes photométriques sont trop nombreuses pour que nous puissions les décrire toutes. Contentons-nous des indications suivantes :

Contrôle optique. — On emploiera un photomètre de Foucault, par exemple, dont une des plages sera remplacée par un petit

C'est par cet *appendice* de vidange que l'on doit fixer le tube à son support.

Les modèles de tubes à vide destinés aux

écran fluorescent éclairé par le tube à vide. Une bougie ou tout autre source sensiblement constante éclairera l'autre plage du photomètre. L'intensité du tube pourra être estimée en bougies, en appliquant le calcul ordinaire de la photométrie aux distances du tube et de la bougie pour lesquelles les deux plages ont le même éclat.

Contrôle phothographique. — On enveloppe une plaque photographique dans du papier noir présentant, du côté qui couvre la gélatine, une série de trous (5 par exemple ou 10) de 1 centimètre de diamètre. On expose devant une bougie, à distance mesurée, successivement tous les trous, pendant des temps qui soient entre eux comme 1, $^{3}/_{2}$, $^{9}/_{4}$, $^{27}/_{16}$, etc..., ou selon toute autre progression géométrique. Le développement, poussé à fond, donne une échelle de teintes.

Pour essayer un tube, on le fait agir un temps mesuré, à distance mesurée, sur une plaque, au travers d'un trou de 1 centimètre de diamètre, percé dans une plaque de plomb. Le développement poussé à fond donne une pénombre que l'on identifie à l'une de celles de l'échelle de teintes.

On a ainsi tous les éléments du calcul en bougies de l'intensité du tube éprouvé. (Voir, pour plus de détails : *Photo-Journal*, p. 257 août et p. 289 octobre 1896).

Contrôle électroscopique. — On peut encore employer une électroscope à feuilles d'or, dont une des faces est formée par une feuille d'aluminium de 0,1 à 0,2 millim. d'épaisseur.

On le charge à l'aide d'un corps diélectrique frotté sur de la laine, ou bien à l'aide de la bobine même, en dirigeant l'un de ses conducteurs d'induit vers la boule de l'électroscope et produisant à la main les interruptions de l'inducteur.

On donne toujours le même écartement aux feuilles d'or.

Pour apprécier la valeur d'un tube à vide, il suffit de voir en combien de secondes il décharge l'électroscope, à 1 mètre, au travers de sa feuille d'aluminium.

A côté de cette méthode qui ne donne que la valeur relative de l'appareil, nous pouvons signaler :

usages qui nous occupent doivent être construits de façon que les rayons catodiques (flux émanant de la catode interne d'aluminium) émis par chaque point de la catode perpendiculairement à sa surface, viennent converger en un même point (foyer) qui doit être sur la lame anticatodique ou focus. On ne peut espérer diriger ainsi que les émanations de la face concave de la catode. Les autres sont perdues et l'on arrive à les réduire en enveloppant, de près, la face catodique dorsale d'une colerette de verre.

C'est de ce foyer qu'émanent en tous sens, en avant, les rayons X. On dirige donc le plan de la lame anticatodique de façon que le flux X rencontre les régions les plus minces du tube; de sorte que l'on verra d'ordinaire que les lames de platine anticatodiques sont inclinées sur le fil de platine qui les porte.

Il y a lieu de distinguer aujourd'hui deux types de tubes à vide :

1° Les tubes faibles;

2° Les tubes forts.

L'examen, au jugé, de la fluorescence obtenue sur l'écran ordinaire ;

L'aspect général du tube, le degré d'incandescence de l'anticatode, etc...

Toutes observations qui demandent de l'expérience mais suffiront bientôt au praticien.

48. — Le type des *tubes faibles* est celui qui a été fort heureusement combiné par M. Colardeau qui, dans des dimensions très réduites, est arrivé, par une étude rigoureuse des conditions de meilleur rendement, à obtenir sur l'anticatode une source de rayons X de très petite surface, où se trouve le mieux du monde utilisée l'énergie électrique consommée (*fig. 11*).

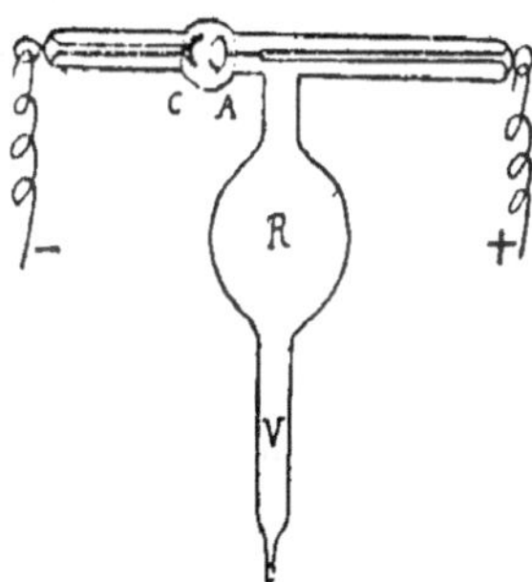

Figure 11. — Tube focus de M. Colardeau.

Ce tube donne les radiographies et les radioscopies les plus fines qu'il y ait lieu d'espérer, tant qu'on ne demande à son flux de rayons X que de traverser de minimes épaisseurs de substances peu opaques, mains, pieds, etc.... La pose demeure très courte et pratique dans ces conditions, mais elle cesse de l'être lorsque l'on a affaire à des corps plus opaques ou plus épais.

Dès qu'en effet l'étincelle, lancée à grande fréquence, dépasse 5 ou 6 centimètres, l'anticatode rougit et atteint le rouge vif pour 12 à 15 centimètres; au-delà, elle fondra si l'on prolonge l'action ou fera fendre la soudure du verre à l'anode.

On peut cependant lancer dans ce tube les plus grandes étincelles sans danger, mais à condition expresse que la fréquence diminuera proportionnellement, de sorte que l'énergie consommée soit toujours sensiblement la même.

Si l'on emploie des étincelles moyennes, on ira jusqu'à rougir fortement le platine, puis on arrêtera le courant afin de laisser refroidir, pour reprendre et arrêter de nouveau, utilisant ainsi des poses intermittentes qui donneront, en somme, à peu près le même résultat qu'une pose continue à moindre puissance.

Il semble, toutefois, que les effets qualitatifs soient sensiblement différents Il m'a paru qu'une puissance très faible, à pose plus longue, est plus favorable pour distinguer, dans un corps, des parties dont les opacités sont très voisines. Les silhouettes obtenues m'ont semblé en général plus heurtées et plus complètes.

49. — Les *tubes forts* construits en mille formes variées, souvent munis d'anodes supplémentaires qui diminuent la résistance électrique du tube, font d'importants sacrifices à la finesse des résultats, mais, recevant de façon continue et sans danger, une somme beaucoup plus grande d'énergie électrique, ils ont une puissance plus grande et permettent de voir et de radiographier au travers de grandes épaisseurs, comme celles du thorax ou de l'abdomen (*fig. 12*).

Ces tubes peuvent porter 20, 30, 40, 50 centi-

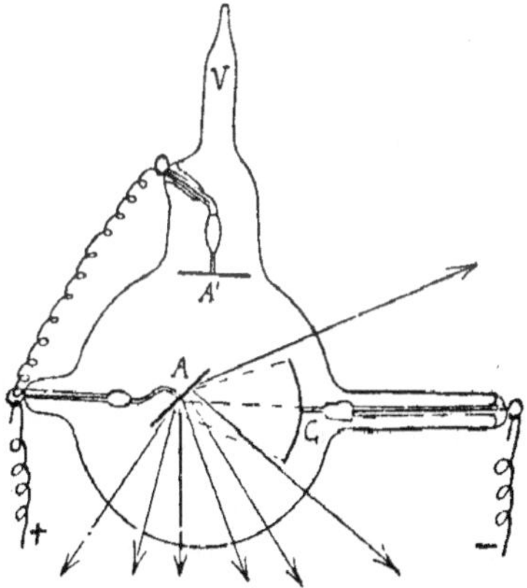

Figure 12. — Tube focus à 2 anodes.

mètres d'étincelle, et souvent travailler longtemps à cette énorme puissance.

Toutefois, lorsqu'ils ont des qualités de finesse, que les rayons catodiques sont bien groupés sur le focus, celui-ci rougit et serait bientôt percé si l'on augmentait encore la décharge.

C'est à cette incandescence que l'on juge souvent du bon fonctionnement de l'appareil et de la limite de puissance qu'il ne faut pas dépasser.

50. — *Altération des tubes à vide.* — Mais ces tubes à vide, qui coûtent encore fort cher, durent-ils longtemps ? Ceux d'il y a quelques mois duraient peu parce qu'ils n'étaient pas faits pour un service régulier et qu'on ne savait guère les ménager. Ceux d'aujourd'hui, sagement menés, durent des mois et peut-être presque indéfiniment, si l'on s'astreint à ne leur demander que ce qu'ils peuvent donner.

Bientôt on verra la paroi des tubes prendre une teinte violette, puis brune en certains points et de plus en plus foncée. C'est là un dépôt impalpable d'aluminium arraché à la catode par la décharge. Il ne sera jamais assez épais pour absorber notablement les rayons X. Il n'y a donc pas à s'en inquiéter.

Autre altération plus sérieuse : La résistance électrique intérieure du tube augmente graduellement par l'usage, sans doute en raison d'une absorption du gaz restant par les parois et la lame focale. Par suite, la consommation augmente et, au bout d'un certain temps, d'ordinaire assez long, on voit des étincelles franchir l'atmosphère, à côté du tube, d'un rhéophore à l'autre.

On retarde cet évènement en enlevant souvent les poussières qui se rassemblent volontiers sur la surface du tube, en tenant le tube dans un lieu bien sec, en opérant dans un air chaud et sec.

Quelques opérateurs chauffent un peu leur tube avant les expériences, à l'aide d'une flamme d'alcool ou de gaz ou d'un dard de chalumeau. Ces pratiques exigent les plus grandes précautions pour éviter un chauffage inégal qui fend volontiers les soudures. Je les considère plutôt comme un palliatif, provisoire et risqué, au danger réel de voir l'étincelle extérieure percer la paroi du tube en ses points les plus minces et permettre une rentrée d'air qui transforme le tube de Crookes en *tube de Geissler* ne donnant plus de rayons X.

51. — *Restauration des tubes.* — Pour éviter cet accident, il faut rendre méthodiquement au tube sa résistance première, en redonnant la liberté aux gaz absorbés par *occlusion* ou tout autre mécanisme inconnu.

Un moyen consiste à lancer pendant quelque temps, dans le tube, une série de décharges très faibles d'abord, et de temps en temps changées de sens, puis graduellement croissantes. L'air intérieur s'échauffe à ce jeu, sa résistance diminue, les parties solides, échauffées aussi, rendent une partie des gaz absorbés, et l'on arrive, à un moment, à tirer du tube ainsi restauré, les effets des meilleurs jours.

Une méthode de restauration plus sûre et

d'effet plus durable, consiste à chauffer le tube à l'étuve ou dans un milieu équivalent, en faisant arriver la chaleur assez lentement pour qu'elle se répande uniformément partout et très lentement, puis laissant le refroidissement s'opérer dans les mêmes conditions favorables.

Une heure à 100° suffira pour le premier passage à l'étuve. Si cela ne suffit pas par la suite, on portera à 150, 200, 250 et 300° sans danger, pourvu que les variations de température soient sagement conduites.

M. Guillaume a eu l'heureuse idée de faire ajouter au tube de Crookes une anode supplémentaire terminée par une lame de palladium. Avant de faire le vide définitif, on remplit à plusieurs reprises le tube par de l'hydrogène pur. Lorsqu'ensuite le vide approche de la limite favorable, on l'active en lançant une série d'étincelles entre la catode et la lame de *palladium* employée comme anode. Le palladium alors absorbe peu à peu l'hydrogène, formant avec lui un hydrure assez stable à froid. Enfin, on détache le tube quand le vide est à point.

Lorsqu'un tel tube augmente de résistance, il suffit de le chauffer, comme nous avons dit, pour dégager une partie de l'hydrogène de l'hydrure de palladium dont la tension de dissociation augmente avec la température.

Si l'on a dépassé la dose d'hydrogène nécessaire, il suffira, pour arriver au meilleur degré de vide, de faire travailler le palladium comme anode, ainsi que l'on a fait dans la fabrication.

V. — Radioscopie.

52. — Passons maintenant au cabinet de radioscopie, où nous aurons encore quelques détails à décrire tandis que nous suivrons la marche d'une expérience.

Les rayons X tombant sur certaines substances ont la propriété de les rendre lumineuses, visibles pour l'œil, en excitant leur *fluorescence* parmi les innombrables substances douées de cette propriété, nous ne citerons que le *platino-cyanure de baryum*. Les autres n'ont pas su encore le détrôner, malgré son prix exorbitant.

53. — Ecran fluorescent. — Le médecin devra se procurer un écran fluorescent de grandes dimensions qu'on obtient en étendant sur un carton bien plan, une substance adhésive (mixtion des doreurs, collodion, gélatine, gomme, vernis, etc...), sur laquelle on saupoudre du platino-cyanure de baryum en cristaux excessivement fins.

Il devra acheter l'écran tout fait, car il reviendrait plus cher à faire, en raison des difficultés qu'on rencontre pour étendre uniformément le produit, et aussi parce qu'on est fort exposé à payer très cher un produit mauvais (j'en ai payé du mauvais 5 fr. le gramme, tandis qu'on en trouve de bon pour 2 ou 2 fr. 50).

La face sensible de l'écran sera protégée par une feuille mince de celluloïde transparent. Le dos sera couvert d'une feuille de papier noir (dit *papier à aiguilles*).

L'écran sera monté dans un solide cadre en bois. Il pourra être porté verticalement par un support formé d'un lourd trépied à tube vertical (*fig. 13*). Une tige rentrante, qu'on peut fixer à la hauteur voulue, porte en son sommet, aux bouts d'une traverse horizontale, deux pinces à ressort ou à vis, saisissant le bord inférieur de l'écran.

54. — *Cabinet obscur.* — C'est sur cet écran que nous verrons le mieux les silhouettes radioscopiques, si nous sommes enfermés dans l'*obscurité complète*. On sait qu'il faut un séjour de vingt minutes environ dans l'obscurité absolue pour que notre œil prenne toute la sensibilité dont il est capable. On constatera, en effet, au cours des expériences, que l'on voit de plus en plus de détails dans cette silhouette, qui ne montrait que peu de chose à l'œil émoussé par des impressions trop récentes.

Chacun installera son cabinet à son gré, pour obtenir l'obscurité complète, de jour comme de nuit, mais il est nécessaire aussi d'éviter la lueur des étincelles de l'interrupteur périodique de la bobine et celle du tube de Crookes en activité.

Un voile noir de photographe fait de deux doubles de *mérinos de coton* bien épais, jeté sur le trembleur suffira largement. Une boîte appropriée conviendra mieux dans certains cas.

Un voile semblable, jeté sur le tube de Crookes, suffira aussi pour arrêter ses lueurs.

55. — *Boîte à tube.* — Toutefois, il vaudra mieux enfermer le tube dans une boîte cubique close de toutes parts, laissant passer les rhéophores, isolés par des tubes de caoutchouc engagés dans des tubes de verre enfoncés à force dans la paroi.

A l'intérieur, un support immobile maintiendra bien fixe le tube de Crookes.

La face du tube qui est traversée par le flux de rayons X sera dirigée vers une des faces de la boîte qui sera constituée seulement par un carton mince ou une simple feuille de papier noir (*fig. 13*).

La boîte sera portée par un support lourd indépendant, à hauteur variable.

56. — Opération. — Supposons maintenant, toutes choses en place, la bobine sur une table, reliée au tube de Crookes disposé à côté sur son support, face vers l'observateur. Celui-ci dispose l'écran devant lui, face de son côté.

Le courant inducteur passe par un long fil double, souple, descendant jusqu'au sol, remontant le long du trépied porte-écran et venant se terminer, à portée de l'observateur, par un interrupteur simple qui commandera la mise en marche et l'arrêt de la bobine (une forte poire à bouton, par exemple).

Alors, l'observateur ferme le circuit. La bobine et le tube de Crookes entrent en activité. L'écran fluorescent s'illumine d'une lueur vert jaunâtre uniforme.

Si l'observateur passe une main derrière l'écran, contre le dos noir, il y voit les os se dessiner en silhouettes foncées, au milieu des pénombres beaucoup plus claires qui marquent les projections des chairs, plus aisément traversées par les rayons X; ceux-ci étant particulièrement absorbés par les substances métalliques minéralisées. Une aiguille, une balle de plomb se verra dans la main fermée et d'autant plus nettement que l'objet sera plus près de l'écran et que le tube de Crookes en sera plus loin.

Nous ne nous attarderons pas à décrire toutes

les malformations ou lésions que le praticien découvrira et appréciera dans les diverses parties du squelette ni les dispositifs variés qu'il devra adopter dans chaque cas particulier, pour mieux voir tel ou tel détail important (*fig.* 13).

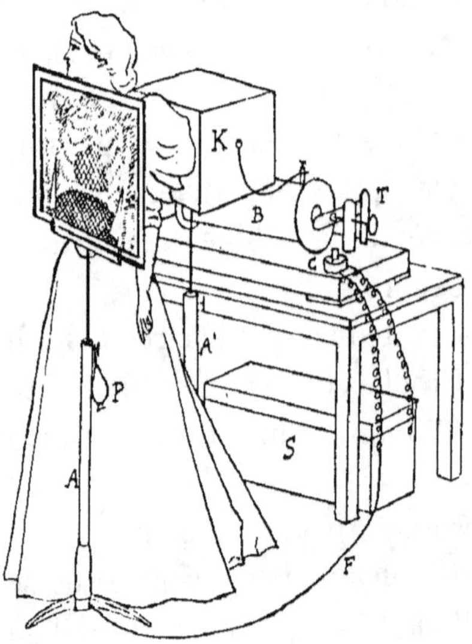

Figure 13. — Installation radioscopique.

Qu'il place seulement un malade entre le tube et l'écran, disposés tous deux à la même hauteur et de façon que la poitrine s'applique sur la face noire de l'écran, tandis que le dos est à quelques décimètres du tube, il verra les silhouettes du sternum, des clavicules, des côtes en mouvement, des humérus et des os de l'avant-bras.

Les articulations de l'épaule et du coude montreront leurs détails au repos ou en plein mouvement. Quelques instants de séjour dans cette obscurité relative permettront de voir nettement les contours du cœur et les mouvements des ventricules puis des oreillettes. Le tout se distinguera fort bien, sur le fond plus clair formé par la projection des poumons gonflés d'air, beaucoup plus transparent que les masses viscérales.

Le mouvement des côtés se complètera des oscillations synchrones du diaphragme gonflé par les masses abdominales du foie et de l'estomac.

Inutile d'insister sur les indications aussi précises que merveilleuses, apportées au diagnostic par un tel moyen d'investigation qui, dans une foule d'occasions, permettra de suivre, heure par heure, les effets d'une thérapeutique incertaine.

57. — *Ecrans mobiles.* — Ajoutons que dans nombre de cas plus simples, on pourra se dispenser de prendre tant de précautions contre les lumières parasites.

Une boîte noire, en forme de pyramide, pourra recevoir l'écran fluorescent ou un autre plus petit, sur sa grande base. L'observateur regardera par l'autre extrémité ; un voile de photographe, jeté sur la tête, lui suffira pour écarter toute lumière étrangère aux rayons X, qu'il cherchera au travers du sujet en expérience

Lorsqu'il s'agit de sujets de petites dimensions, il suffit d'un tube de carton noirci à l'intérieur et fermé à un bout par un écran fluorescent. L'autre bout appliqué étroitement autour de l'œil, le médecin braque l'écran vers le tube de Crookes et interpose l'objet à étudier.

Dans ces conditions, il devient inutile de couvrir le trembleur et le tube à vide.

Celui-ci pourra être simplement porté par le support employé en radiographie.

58. — Ajoutons que la radioscopie exige des étincelles d'une très grande fréquence car les basses fréquences fatiguent l'œil et ne lui permettent pas de bien voir les détails.

Elle devra donc préférer les interrupteurs périodiques rapides, parmi lesquels les trembleurs actuels offrent différents modèles convenables. On arrivera difficilement à de bons résultats avec l'interrupteur à mercure de Foucault. Le tube devra être un grand focus, à grande puissance, actionné par les plus grandes étincelles qu'on puisse obtenir, toutes les fois qu'on voudra voir au travers de grandes épaisseurs : bras, jambe, tronc, tête.

On aura plus de détails avec moindre consommation, en employant le tube de M. Colardeau, pour chercher des aiguilles ou de minimes débris de verre dans des mains, des pieds d'enfants.

VI. — Radiographie.

59. — Tandis que la radioscopie ou fluoroscopie montre les silhouettes grâce à la fluorescence éveillée dans l'écran, la radiographie utilise l'action des rayons X sur les plaques sensibles des photographes.

L'effet semble le même que celui de la lumière, de sorte qu'après impression, la plaque devra être traitée comme il est d'usage en photographie.

Les opérations radiographiques pourront se faire au plein jour ou à tout éclairage.

Le matériel sera le même que pour la radioscopie à cela près que l'écran fluorescent disparaît et que le tube à vide doit être plus libre dans ses mouvements.

60. — *Support de tube.* — Il devra être porté par un support très lourd, qui lui évite toute trépidation durant les poses parfois longues. Le trépied portera une colonne creuse dans laquelle un grand manche à balai pourra être fixé à hauteur convenable. Celui-ci portera un grand bras en bois ou matière isolante articulé, terminé par une pince serrant l'appendice du tube protégé par un tube de caoutchouc ou un bouchon de liège, de façon qu'on puisse fixer le tube dans toutes positions et orientations nécessaires.

La baguette horizontale qui isole et supporte les conducteurs du courant induit pourra se déplacer le long du même manche à balai, ce qui réduira l'encombrement et rendra plus aisés les déplacements d'ensemble.

61. — Plaques photographiques. — Le praticien devra avoir préparé d'avance la plaque photographique de format convenable, pour recevoir la projection de toute la région intéressante.

Les plaques, couvertes d'une émulsion au gélatino-bromure d'argent, doivent être choisies parmi les plus sensibles (ou rapides) qu'on trouve dans le commerce. On devra en avoir un assortiment de tous formats.

62. — *Empaquetage des plaques.* — Elles doivent être exposées aux rayons X enfermées dans une enveloppe perméable à ces derniers mais qui les protège contre toute lumière ordinaire.

On trouve dans le commerce des châssis de tous formats, construits pour cet usage, en bois, fermés, sur la face qui couvre le côté sensible de la plaque, par une feuille mince d'aluminiun ou de carton.

Nous avons toujours préféré envelopper nos plaques dans du papier noir (papier à aiguilles) en prenant seulement cette précaution que la plaque soit protégée par deux épaisseurs du papier dont les bouts sont repliés sur le dos de la plaque. Une seule feuille de papier noir dans son format habituel suffit pour les plaques de 18×24 centimètres et au-dessous.

Pour empaqueter la plaque, il faut s'enfermer dans le cabinet rouge du photographe, chambre où ne pénètre que de la lumière rouge. L'empaquetage doit se faire en s'éclairant du moins de lumière qu'on peut, car la plaque sèche est encore aisément voilée, même par la lumière rouge.

Il faut bien se garder de placer la face gélatine du côté où le papier doit être replié, car l'autre face présenterait une épaisseur de verre qui absorberait beaucoup les rayons X avant qu'ils arrivassent à la couche sensible.

Ainsi enveloppées, les plaques peuvent aller au jour. On devra les conserver dans une boîte en plomb formée simplement de deux feuilles de ce métal, de 1 ou 2 millimètres d'épaisseur, dont on aura replié les bords de façon à former une boîte plate et son couvercle.

Cette précaution est indispensable si les plaques doivent séjourner dans le voisinage d'un tube de Crookes car, même à plusieurs mètres, les rayons X iraient voiler les plaques, à travers bois et cartons, tandis qu'ils ne pénétreront pas dans la boîte de plomb qui doit toujours être fermée avant qu'on mette le tube en action.

63. — *Installation du malade.* — Avant de procéder à une opération radiographique, le médecin devra chercher, pour le malade, une position convenable pour l'impression, et telle que le patient puisse la supporter sans risquer le moindre mouvement pendant toute la durée de la pose.

Autant d'opérations, autant de difficultés de ce genre, parfois fort embarrassantes, dont le praticien devra triompher d'abord. Tantôt le malade sera à l'aise assis sur une chaise, le pied posé sur la plaque appliquée sur le sol, tandis que le tube sera disposé au-dessus. Tantôt le patient devra être couché sur un lit, et sous lui, sera disposée la plaque doublée d'une planchette assez solide pour éviter qu'elle rompe sous la charge. Nous ne pouvons dire qu'une chose qui ait quelque généralité : la pose ne sera jamais trop courte, car il est extrêmement difficile d'obtenir même les quelques minutes d'immobilité nécessaire, en particulier des enfants et des vieillards. Dans certains cas on devra même user de moyens de contention que chacun devra improviser.

Supposons ici qu'il s'agisse de radiographier la main d'un homme.

On disposera celui-ci, assis sur une chaise dure, contre une table, de façon que le coude et l'avant-bras reposent sans charge, comme la main elle-même. On disposera le tube au-dessus, face vers la table, à une distance qu'il importe de préciser dans chaque cas et que nous compterons toujours à partir de la surface anticatotique qui est la véritable source des rayons X.

64. — Opération radiographique. — Si nous avons besoin d'une grande finesse de détails, comme dans la recherche d'une fine aiguille ou des cristaux d'acide urique de la goutte, nous devrons employer un tube de M. Colardeau, et le placer à 10, 15, 20, 25 centimètres au-dessus de la table, selon le degré de finesse nécessaire et le calme que nous supposons au malade.

Mais laissons pour plus tard cette recherche un peu technique, et poursuivons l'opération en plaçant notre tube à 15 centimètres, je suppose, au-dessus de la table, ce qui conviendra très souvent.

Nous apportons alors, tout enveloppée, la plaque de format convenable et la glissons en bonne place sous la main du sujet. Il faut encore interposer, entre la plaque et la main, une feuille très mince de celluloïde ou de quelque autre substance capable d'empêcher la sueur d'atteindre la gélatine au travers du papier. Cet accident se produirait infailliblement, dans les poses un peu longues surtout, et la silhouette se trouverait gâchée dans toute la région humide, car le développement s'y fait tout autrement que dans les parties demeurées sèches (1). Il faudra même interposer une feuille d'aluminium de 1 ou 2 dixièmes de millimètre, pour faciliter la diffusion de la chaleur dans les poses très longues, car cette chaleur suffirait pour dégager le peu d'humidité du papier et de la gélatine, et causer des déboires semblables.

Il faudra enfin fixer sur la table, à l'aide de punaises, les bords de la feuille de celluloïde qui doit déborder, et qui, sans cette précaution, risquerait de provoquer des glissements intempestifs.

Lorsque l'immobilité est obtenue et semble durable, l'opérateur, qui est à portée de l'interrupteur de commande, ferme le circuit induc-

(1) Voir : *Photo-Journal*, p. 164, mai 1896, et *Journal de Physique, Chimie et Histoire Naturelle élémentaires*, avril 1896.

teur et fait durer la pose, montre en main, les 60 ou 100 secondes qui suffiront dans les conditions actuelles, si l'étincelle est de 10 à 12 centimètres et que l'anticatode atteigne le bon rouge.

65. — *Développement du cliché.* — Il faut maintenant emporter la plaque au laboratoire rouge, que nous ne décrirons pas, jugeant que le médecin qui n'a jamais fait de photographie fera terminer le travail par un photographe ou bien apprendra, dans un manuel de photographie à l'usage des débutants, le rudiment nécessaire.

Je suppose donc le laboratoire rouge muni de l'outillage nécessaire aux opérations qui commencent par le développement.

Le **développement** de nos plaques se fera, comme d'ordinaire, en tenant compte de cette circonstance que nous devrons rechercher les clichés heurtés, à fortes oppositions; nous devrons donc employer un bain révélateur qui fouille profondément et développe jusqu'au dos de la gélatine où les rayons X auront pénétré aussi bien qu'ailleurs, car le gélatino-bromure d'argent ne les absorbe pas sensiblement. Nous n'aurons pas à craindre les effets du *halo des plaques épaisses*, redoutés du photographe, mais nul pour nous, parce que les rayons X ne subissent pas la réflexion régulière.

Nous aurons, d'ailleurs, tout intérêt à employer un révélateur rapide qui donnera tous les détails possibles, gagnera du temps, évitera tous risques de jaunissement et de décollement et permettra aussi un fixage très rapide.

C'est par centaines que l'on trouvera dans le commerce des révélateurs tous faits, aux formules plus ou moins secrètes, aux qualités plus ou moins exceptionnelles. J'en connais, pour mon compte, beaucoup d'excellents, mais je ne puis les désigner dans ce livre où je me suis promis de ne faire aucune citation de ce genre. Je ne reprocherai aux bons révélateurs que d'être très chers.

D'ailleurs, à tous ceux qui ont quelque expérience de la photographie, je dirai que le meilleur révélateur est celui qu'ils ont le plus pratiqué.

A ceux qui tiendront à une formule, je citerai la suivante :

Dissoudre dans 1,000 centimètres cubes d'eau pure, à chaud, 200 grammes de prussiate jaune de potassium (ou ferro-cyanure de potassium), dissoudre ensuite 100 grammes de sulfate de soude, que l'on choisira expressément en beaux et gros cristaux non effleurés (bien transparents). Cesser de chauffer et ajouter 15 à 20 grammes d'hydroquinone. Après refroidissement, ajouter

15 grammes de soude caustique en plaques bien sèches.

Après dissolution, décanter dans des flacons petits, très bien remplis, très bien bouchés.

Ce bain, neuf ou vieux, se conservera indéfiniment, pourvu qu'on ne le laisse pas en vidange.

Il fera venir l'image instantanément et l'achèvera en quelques minutes.

L'action sera de plus en plus lente, lorsque le bain aura servi.

Au moment de développer la plaque que nous avons impressionnée par les rayons X, passons au laboratoire rouge. Disposons la cuvette à développement; à côté, dans un verre, la dose de révélateur capable de bien submerger la plaque; plus loin, une cuvette pleine d'eau ou mieux un robinet de lavage ; au voisinage, une cuvette chargée d'un bain de fixage.

Plaçons la plaque dans la cuvette de developpement, gélatine en dessus. Versons-y le révélateur, de façon à couvrir la surface entière d'un seul coup. Suivons le développement en balançant régulièrement la cuvette.

La main vient d'apparaître, sur fond noir, en une silhouette blanche où les os se détachent peu à peu, plus blancs que les chairs. Quand les parties les plus blanches sont devenues grises, nous regardons au dos de la plaque. Lorsque le fond est uniformément noir et qu'il ne reste plus de blancs purs, on est assuré que le développement a épuisé son effet ; en examinant le cliché par transparence, on juge que le fond est devenu complètement opaque.

66. — *Fixage.* — Rincer alors vivement dans l'eau pour enlever l'excès de révélateur, passer au bain de fixage jusqu'à ce que toute trace de gélatino-bromure ait disparu.

Le dos de la plaque, examiné de temps en temps, aura perdu jusqu'aux dernières traînées blanchâtres qu'on observe au cours du dépouillement.

Le bain de fixage s'obtient en dissolvant à froid, par agitation fréquente, 150 à 300 grammes d'hyposulfite de sodium dans 1000 centimètres d'eau pure.

On ajoute ensuite 50 centimètres cubes environ de la solution de bisulfite de soude que l'on trouve à bon compte dans le commerce.

Ce bain dépouillera les clichés en quelques minutes, d'autant plus vite que le développement lui-même aura été plus rapide. Il servira, sans jamais se colorer, jusqu'à ce que le dépouillement, grandement ralenti, avertisse de l'épuisement du bain.

Les divers bains doivent être décantés ou filtrés lorsqu'ils se chargent de poussières.

67. — *Lavage et séchage.* — Au sortir du fixage, le cliché est lavé dans l'eau courante ou fréquemment renouvelée, durant une demi-heure ou une heure au moins.

Il est ensuite égoutté, puis mis à sécher.

Le séchage, fort long, surtout en hiver et par temps humide, s'obtient en quelques minutes à l'aide de l'alcool.

Le cliché, lavé et bien égoutté, est plongé dans l'alcool à 90 ou 95°, et abandonné là 5 ou 10 minutes. Au sortir de l'alcool le séchage s'obtient complet en quelques minutes.

68. — *Tirage des épreuves.* — Si le médecin a besoin d'épreuves positives, il les tirera ou fera tirer, d'après son cliché, sur les papiers sensibles qu'on trouve dans le commerce.

Papier au gélatino-bromure d'argent qui se développe comme les plaques et qui donnera une épreuve en quelques minutes si l'on en est très pressé.

Papiers par noircissement direct, à l'albumine, au gélatino-chlorure (aristotype), au collodio-chlorure (celloïdine), au platine, etc...

Nous renvoyons aux traités de photographie pour tout ce qui concerne les tirages sur papier, recommandant seulement les papiers à émulsions au chlorure d'argent, qui donnent plus de détails, surtout lorsque la surface est bien glacée.

Nous insisterons sur cette indication que le médecin trouvera toujours plus de renseignements sur son cliché original que sur la meilleure épreuve en papier, de sorte qu'il devra précieusement conserver tous ses clichés avec les précautions d'usage.

Pour les épreuves à montrer, nous ajouterons que les tirages négatifs (blanc sur noir, comme dans le cliché) font toujours meilleur effet par leur aspect macabre.

On les obtiendra en tirant du cliché un positif sur plaque, par application, puis en employant ce *diapositif* au tirage des épreuves sur papier.

69. — *Pellicules au gélatino-bromure d'argent.* — On a déjà observé plus haut qu'il est parfois dangereux de rencontrer dans les plaques ordinaires cette fragilité qui devient désastreuse lorsque le malade doit reposer lourdement sur leur surface.

On trouve, dans le commerce, des pellicules en celluloïde couvertes d'émulsion sensible; elles seront précieuses dans tous les cas où la fragilité est un danger. Malheureusement elles ont très rarement autant de sensibilité que les plaques, de sorte que l'on ne peut les employer que lorsque l'on s'est préalablement assuré de leur rapidité.

Si le traitement des pellicules demande un peu plus de précautions, elles offriront, du moins, ce triple avantage qu'elles ne sont plus ni fragiles ni encombrantes, et qu'on en peut tirer des épreuves sur les deux faces.

On pourra encore employer les pellicules seules ou associées à des plaques ordinaires, pour obtenir, en une seule exposition aux rayons X, plusieurs clichés du même sujet avec des intensités différentes ou identiques, de même sens ou de sens opposés.

Par exemple, en superposant une plaque et une pellicule, gélatine contre gélatine, enveloppant le tout de façon que les rayons X arrivent du côté pellicule, on imprimera deux clichés à la fois, et l'on pourra se passer de la feuille de celluloïde que nous avons placée sous la main du malade pour éviter l'humidité, puisque le celluloïde de la pellicule joue le même rôle.

70. — Temps de pose. — Nous devons maintenant revenir sur les considérations qui définissent le temps de pose et la distance H qu'il faut établir entre la surface anticatodique et la plaque photographique.

Les nombres à choisir dépendent :

1° De la durée t pendant laquelle on peut espérer l'immobilité absolue du sujet ;

2° De l'épaisseur et de l'opacité des parties de l'objet qui doivent être traversées par les rayons X ;

3° De la distance h à la plaque de la partie la plus intéressante de l'objet (corps étranger, etc.) ;

4° Des dimensions transversales (l dimension minima) de cette partie importante ;

5° Des dimensions de la source de rayons X, du foyer, dirons-nous pour abréger le langage (D, diamètre du foyer) ;

6° De l'importance que peuvent avoir les déformations, qui sont d'autant plus grandes que l'objet est plus épais, le point intéressant plus loin de la plaque; le foyer plus près de cette même plaque ;

7° De la sensibilité de la plaque. Nous nous contenterons de supposer que celle-ci est toujours la plus grande que l'on trouve dans le commerce, afin d'écarter des raisonnements ce facteur d'ordre tout photographique.

Pour préciser, supposons qu'il s'agisse de découvrir un grain de plomb très petit logé dans une main, à distance h de la paume, qui sera exactement appliquée sur la plaque.

La netteté de l'image (ou plus correctement de la silhouette) de ce grain de plomb sera parfaite, s'il touche la plaque. Elle sera d'autant moindre qu'il en sera plus éloigné, l'image étant alors représentée par une plage dégradée du centre vers les bords, sur une étendue qui est la section sur la plaque du cône de pénombre SS' p PP'. On peut admettre que la netteté sera inversement proportionnelle au diamètre PP' $= d$ de cette pénombre.

Les triangles semblables de la (*fig. 14*) donnent

$$\frac{d}{h} = \frac{D}{H-h} \qquad \text{d'où}$$

$$d = D\,\frac{h}{H-h} = D\,\frac{h}{Dp}$$

équation qui montre que la finesse sera inversement proportionnelle à D et à h et proportionnelle à la distance Dp.

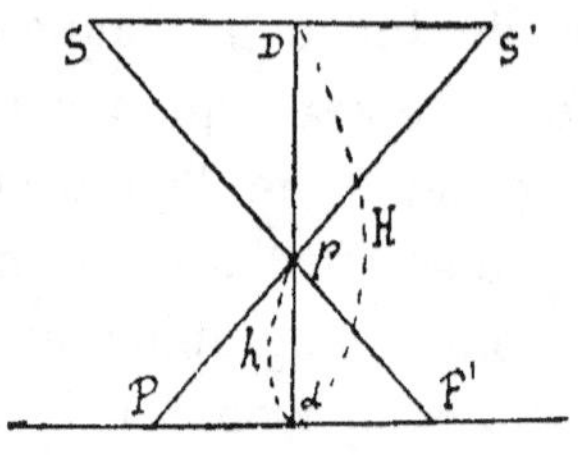

Figure 14

Si nous admettons que la netteté est encore

parfaite lorsque $d = 0^{mm}2$, on voit que la netteté parfaite sera déterminée par l'équation

$$0,2 = D \frac{h}{H-h}$$

où tout sera exprimé en millimètres.

La distance H nécessaire sera

$$H = \frac{D}{0,2} h-h = 5Dh-h \text{ millim.}$$

Si la source est un tube Colardeau où le foyer a environ 4 millimètres de diamètre, on a

$$H = 5 \times 4\, h-h = h\ (20-1) = 19\ h \text{ millim.}$$

qui nous apprend que la distance de la source à la plaque doit être 19 fois, soit environ 20 fois la distance de l'objet à la plaque.

Si, par exemple, nous pensons que notre petit grain de plomb est à 1 centimètre de la plaque, nous disposerons le foyer à 20 centimètres.

L'expérience a montré que, dans ces conditions, le tube actionné par des étincelles de 10 à 12 centimètres à fréquence rapide, il suffit de 2 à 3 minutes pour obtenir tous les détails désirables d'une main adulte.

Mais on pourra généralement réduire beaucoup sur ces indications.

Si, en effet, on se propose de rechercher un grain de plomb, on sait que ses dimensions sont plus considérables que nous ne les avons supposées; il donnera un cône d'ombre absolue d'autant plus ouvert qu'il est plus grand. Les limites du cône de pénombre s'étendent en même temps, de sorte que la *visibilité* augmente rapidement.

On pourra donc disposer la source beaucoup plus près que pour chercher un corps punctiforme.

Si le grain est gros et voisin de la face palmaire, on pourra se contenter de 10 et même de 5 centimètres et, dans ce dernier cas, la pose sera sensiblement réduite au seizième de ce qu'elle était plus haut, soit environ 10 à 15 secondes. L'intensité de l'action photographique est, en effet, à peu près en raison inverse du carré de la distance à la source (comme lorsqu'il s'agit de lumière ordinaire).

Afin de réduire la pose, on devra toujours disposer l'expérience de façon que l'objet intéressant soit le plus près possible de la plaque. C'est ainsi que l'on appliquera sur celle-ci la face palmaire ou la face dorsale de la main selon que l'on croira l'objet plus voisin de l'une ou de l'autre.

71. — *Témoins.* — Un artifice d'ailleurs, excellent en radiographie et précieux aussi en radioscopie, pour décider de la présence ou de l'absence d'un corps étranger, dans le cas où les images sont incertaines, consiste à disposer, entre la source et le corps cherché, un objet d'opacité et de dimensions comparables mais de forme facile à reconnaître.

Si l'on cherche un petit grain de plomb ou une aiguille dans une main, on placera une aiguille ou un anneau de métal sur la surface supérieure de la main. Si l'on reconnaît ensuite une silhouette de l'anneau sans trouver le corps cherché, c'est que celui-ci n'est pas dans la main. Si l'on ne voit ni l'un ni l'autre, on recommence l'expérience, en éloignant la source et allongeant la pose.

Lorsque l'on a affaire à de grandes épaisseurs comme celle du tronc d'un adulte, il est bon de disposer, entre lui et la plaque, un objet métallique, servant de témoin. On en retrouvera sûrement la silhouette très nette, si les rayons X ont traversé toute l'épaisseur. Ce sera, par exemple, un fil métallique ou quelques petits disques de métal, répartis en divers points de la plaque. Ces témoins seront, d'ailleurs, précieux dans toutes les opérations, car ils guideront au développement, non seulement pour juger la pose, mais aussi pour mener à bien le développement et reconnaître la nature des voiles accidentels qui peuvent survenir.

72. — Détermination des profondeurs. — La méthode radiographique ne permettra pas seulement de reconnaître la présence d'un corps étranger ou d'une anomalie quelconque ; on pourra encore lui demander d'en définir le siège, par rapport aux surfaces extérieures, de sorte que le chirurgien pourra opérer à coup sûr.

Supposons, par exemple, qu'il s'agisse de trouver et de localiser une balle dans un cerveau.

Une première radiographie obtenue de la tête reposant sur l'oreille droite, donnera la distance de la balle au plan tangent au sommet de la tête et au plan perpendiculaire au premier et tangent à la surface postérieure.

La position du projectile, la région cérébrale qu'il intéresse, seraient rigoureusement définies si l'on connaissait sa distance au plan perpendiculaire aux deux premiers et tangent à la face droite de la tête. Il suffira, pour définir cette distance, de prendre une seconde radiographie de la tête reposant, par sa face postérieure, sur la plaque photographique (1).

(1) Il ne faut pas perdre de vue que notre raisonnement suppose le tube assez loin pour que l'on puisse admettre que chacun des plans tangents considérés contient la source. — Les difficultés que l'on rencontre encore à traverser les grandes épaisseurs obligent à mettre le tube beaucoup trop près et l'on ne peut compter que sur une approximation.

La balle sera ainsi absolument localisée par ses trois coordonnées, par rapport à trois plans rectangulaires bien définis.

La connaissance du siège précis d'un pareil corps étranger éclairera le médecin incomparablement mieux que les manifestations extérieures d'ordre nerveux ou mental qui sont parfois si fugitives et incertaines.

Dans bon nombre de cas, la méthode précédente ne sera pas applicable tandis qu'on pourra aisément en employer une autre que mon collègue à l'Ecole de Médecine de Rouen, M. Albert Gascard et moi avons communiquée, le 30 mai 1896, à l'Académie des Sciences.

Soit à définir la position précise d'un grain de plomb très fin dans une main.

Celle-ci étant posée sur la plaque sensible, nous disposons la source au-dessus, à distance H = 200 millimètres de la plaque, un peu vers la droite du malade, à 50 millimètres, par exemple, de la verticale qui passe par le grain de plomb. Nous réalisons une pose convenable de 60 secondes, je suppose.

Alors, sans rien déplacer sur la table, nous transportons le tube parallèlement à lui-même de D = 100 millimètres vers la gauche de l'opérateur, et nous donnons une seconde pose de 60 secondes.

Disons encore que les choses auront été mises en place, dès le début, de façon que le plan vertical qui contient le chemin parcouru par la source contienne aussi le grain de plomb ou en soit très voisin. On en saura toujours assez sur son siège pour satisfaire convenablement à cette condition.

Après développement, le cliché nous montrera deux ombres portées par le grain de plomb.

Nous mesurerons, au demi-millimètre, la distance $d = 5$ millimètres des centres de ces deux pénombres.

C'est tout ce qu'il nous faut, pour calculer la distance h du grain de plomb à la face palmaire qui était, je suppose, appliquée sur la plaque photographique (*fig. 15*).

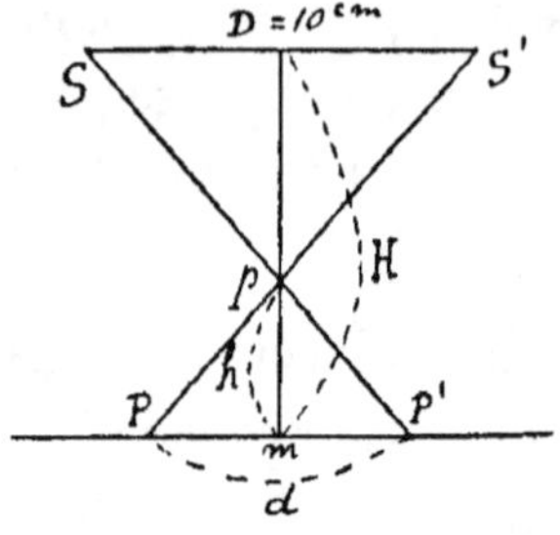

Figure 15.

Les triangles semblables pSS' et pPP' donnent immédiatement ;

$$\frac{h}{H-h} = \frac{d}{D} \text{ ou } \frac{h}{H} = \frac{d}{D+d} \qquad \text{d'où}$$

$$h = H\frac{d}{D+d} = 200\frac{5}{100+5} = \frac{1000}{105} = 10 \text{ environ.}$$

Le grain de plomb était donc à environ 10 millimètres de la plaque, sur une verticale qui passe par le milieu m de la distance des deux pénombres.

Il sera facile de marquer ce point sur la peau, à l'aide du nitrate d'argent, et le chirurgien n'aura plus à tâtonner.

Si la définition de ce point m, sur la surface de la peau doit présenter quelque difficulté, il y a bien des moyens de rendre sa détermination facile et précise.

On pourra, par exemple, marquer au nitrate d'argent trois points de la peau formant un triangle, à l'intérieur duquel on sait d'avance devoir être le point m. On colle, en ces points, de petits morceaux de plomb découpés de formes différentes dans une feuille mince. On pose la main, ainsi armée, sur la plaque sensible, et l'on radiographie comme plus haut.

Le cliché, cette fois, portera en outre les trois ombres à bords nets des fragments de plomb, qui permettront de définir, de façon absolument rigoureuse, le point m sur la peau.

73. — *Stéréographie.* — La méthode précédente de double pose permettra également d'obtenir une double image stéréoscopique qui, examinée ensuite au stéréoscope, donnera, par un relief frappant, la position du grain de plomb par rapport aux os voisins ou à d'autres repères naturels ou artificiels.

Il suffira, après la première pose, de remplacer la plaque par une seconde, sans bouger la main. La deuxième pose donnera une deuxième image qui, avec la première, constituera l'ensemble stéréoscopique.

On pourrait encore, sans bouger le tube, transporter, entre les deux pores, la main sur une plaque neuve, disposée à côté de la première en place convenable. Mais la première méthode vaudra toujours mieux.

74. — *Forme du flux de rayons X.* — Il n'est pas indifférent de disposer la plaque dans telle ou telle position devant le foyer. Il ne convient pas non plus toujours de placer celui-ci sur la normale au milieu de la plaque. On doit connaître exactement la forme du flux de rayons X fourni par le tube qu'on emploie. On devra le déterminer si le constructeur ne l'a pas fait.

Il suffira, pour cela, de disposer la source à quelques centimètres au-dessus du milieu d'une très grande plaque, et de poser, sans autre interposition que celle du papier noir. Le développement montrera de suite la limite du champ et indiquera par la distribution des opacités la distribution aussi de l'intensité au travers du champ.

C'est ainsi qu'un tube Colardeau actionné à 5 centimètres d'une plaque de 18×24 m'a donné le champ figuré ici (*fig. 16*) qui m'a appris que

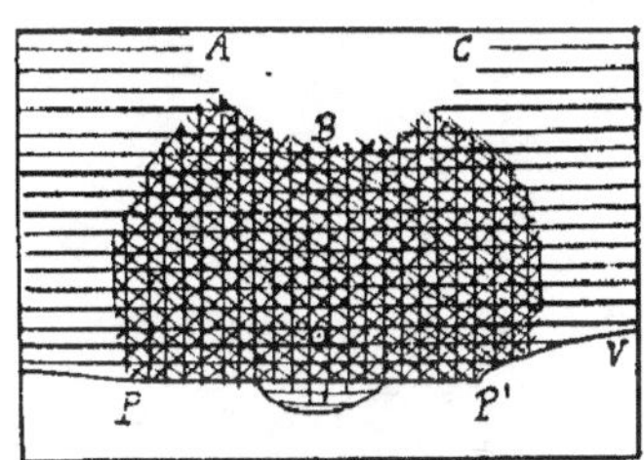

Figure 16. — Flux du tube Colardeau.

pour obtenir un égal éclairement sur toute la longueur d'une main et de la moitié de l'avant-bras, je dois orienter ceux-ci perpendiculairement à la ligne qui va du centre de la catode au milieu de la lame anticatodique. Puisque c'est dans ce sens que le champ est plus étendu, c'est dans ces conditions que j'arriverai à impressionner toute la surface intéressante en éloignant le moins possible le foyer de la plaque.

On évitera, par de telles précautions, les images incomplètes qui surprennent fort désagréablement lorsque le sujet est très étendu et qu'il manque précisément la partie la plus intéressante disposée par mégarde dans une région où n'atteignait pas le champ des rayons X.

Il n'est pas inutile non plus de se rappeler que c'est au voisinage du plan même de l'anticatode que les rayons y sont le plus serrés, et que là on obtiendra plus fine l'ombre d'une aiguille parallèle à ce même plan.

VII. — Appendice.

75. — Expériences au dehors. — Jusqu'ici, nous avons travaillé chez nous, au cabinet de consultation. Mais voici qu'un malade non déplaçable réclame l'intervention des rayons X. Nous devrons transporter chez lui tout le matériel nécessaire, mais celui-ci pourra être fort réduit, par rapport à l'installation supposée fixe que nous avons décrite, sans nous soucier des difficultés du transport.

Tube et supports devront voyager tels qu'ils sont, mais la bobine pourra être plus petite, porter sur son socle les accessoires qui en sont solidaires.

La source d'électricité sera toujours l'usine centrale, si le malade est abonné et possède un compteur suffisant, il suffira d'emporter des rhéostats.

Une pile au bichromate de quatre ou cinq éléments de grande surface suffira au besoin. Elle sera transportée à sec, le liquide excitateur dans une touric.

Lorsqu'on ne dispose pas de courant d'usine, le

mieux est encore d'emporter des accumulateurs spéciaux, chargés en vases d'ébonite étanches, que l'on pourra louer dans certaines localités ou dont on aura fait l'acquisition.

On ajoutera l'écran fluorescent et la provision nécessaire de plaques photographiques empaquetées dans leur double papier noir. Après impression, le médecin les développera chez lui, dans son laboratoire noir ou les confiera à son photographe.

Tous ceux qui devront se contenter d'une installation restreinte auront à faire le choix des appareils en vue du transport qui sera, assurément, très souvent indispensable.

La bobine avec ses accessoires reviendra à 2 ou 300 fr., les accumulateurs étanches coûteront environ 150 fr., les accessoires seront réduits en proportion, et cette modeste installation n'entraînera pas une bien grosse dépense.

76. — *Machines électro-statiques.* — On a aussi obtenu les rayons X en actionnant les tubes de Crookes à l'aide de machines électro-statiques. La machine de Wimshurst, dont les deux pôles sont reliés aux électrodes du tube, donne en effet des rayons X, mais l'énergie électrique fournie est si minime qu'on n'a guère pu, jusqu'ici, tirer des effets utilisables d'un tel matériel. Il aurait l'immense avantage de simplifier les transports, puisque la seule machine électrique remplacerait à la fois pile, bobine, galvanomètres, rhéostats, etc....

77. — Observations. — Il ne sera peut-être pas inutile de compléter cet exposé par la relation sommaire de quelques applications des rayons X.

I. — Le samedi 18 juillet 1896, Mlle R. T..., âgée de dix-sept ans, raconte qu'il y a dix ans, lorsqu'elle avait, par inadvertance, posé le coude replié sur une pelotte d'aiguilles, l'une d'elles avait pénétré dans les chairs. Depuis, nombre d'accidents se sont succédé, tant à l'avant-bras qu'au voisinage de l'épaule et à l'aisselle, entraînant, durant des mois consécutifs, des douleurs intolérables et des incapacités de travail qui se renouvelaient plusieurs fois par an. Depuis plusieurs mois surtout, elle éprouve, dans l'avant-bras des douleurs localisées à la partie moyenne du bord externe, avec irradiation du côté des doigts. La douleur locale est tellement vive que l'examen ne peut être précis ; en tout cas il ne permet de sentir, à ce niveau, ni corps étranger, ni gonflement appréciable.

La *figure 17* montre la radiographie obtenue

à l'aide d'un tube en poire du type ancien actionné 30 minutes à 50 centimètres de la plaque.

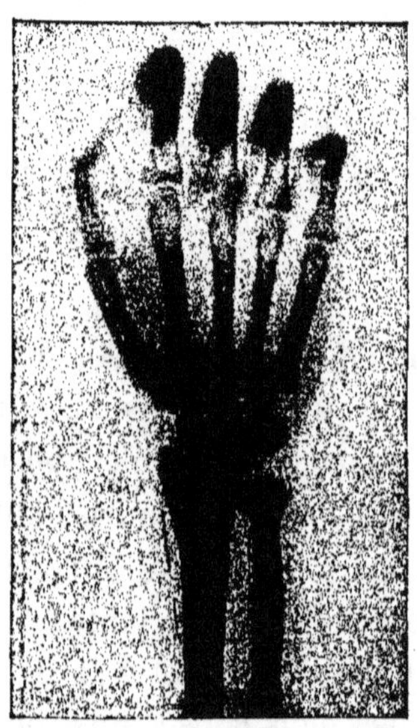

Figure 17. — Une aiguille dans un avant-bras (17 ans).

On voit, à gauche, le long du radius, l'aiguille rompue en trois fragments, dont deux se touchent.

Le lendemain matin, M. le Dr Cerné arrivait directement, en quelques minutes, sur les trois débris trouvés exactement là où les rayons X nous les avaient montrés et rigoureusement superposables à leurs pénombres. Les suites de l'intervention ayant été des plus simples, la malade reprenait son travail une dizaine de jours après, n'éprouvant plus aucune douleur à l'avant-bras.

II. — Le 23 juillet 1896, un jeune homme de treize ans est envoyé par M. le Dr François Hue, qui soupçonne de l'ostéomyélite du péroné, indiquée par des points de suppuration au voisinage de l'os. La radiographie montre que le péroné est intact et que le mal siège au bulbe du tibia, où l'on distingue un petit séquestre. L'intervention chirurgicale, guidée par cette indication, arrive directement au point malade ; l'os est cureté, le séquestre reconnu et enlevé.

78. — Nous ne voulons pas nous attarder à ces citations ; le praticien aura bientôt un bagage personnel de ces observations qui, chacune, lui apporteront des indications précieuses pour triompher des petites difficultés de la technique.

Il nous suffira de présenter les *figures 18* et *19* représentant une main de neuf ans et une autre de quarante ans, pour faire entrevoir l'importance et la précision des renseignements fournis par la méthode (1).

L'examen répété du squelette d'un jeune sujet

(1) Voir : *Photo-Journal*, p. 257, août 1896.

chétif pourra renseigner par la marche de l'ossification sur les effets de la médication adoptée et

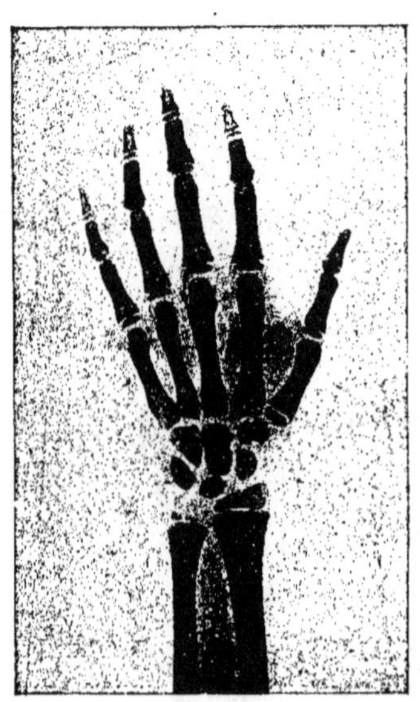

Figure 18. — Main de 9 ans.

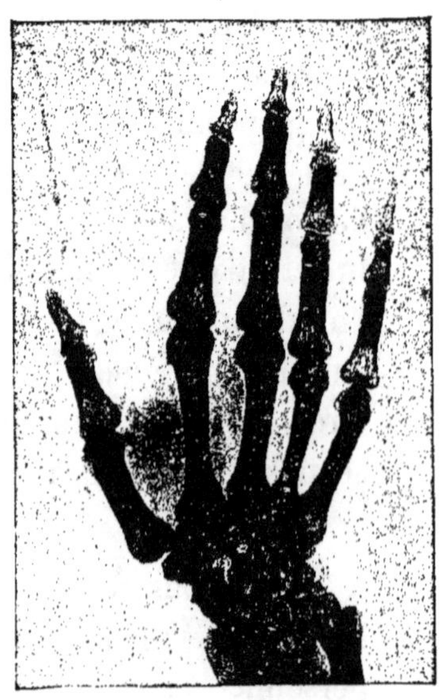

Figure 19. — Main de 41 ans.

ouvrir des voies nouvelles au traitement de nombreuses affections de quelque durée.

Si nous ajoutons ici les *figures 20* et *21*, qui n'ont rien à faire avec la médecine, c'est que la première montre la finesse des détails que l'on peut atteindre dans certains cas. La seconde porte, malgré tous les défauts apportés par la réduction (le cliché original a 18×24 centimètres) puis la transformation en phototypographie, la trace de tous les organes de quelque importance.

Elle montre, mieux qu'aucune phrase, tout ce qu'on peut espérer, non seulement en chirurgie, mais encore pour la médecine, de la radiation de Rœntgen.

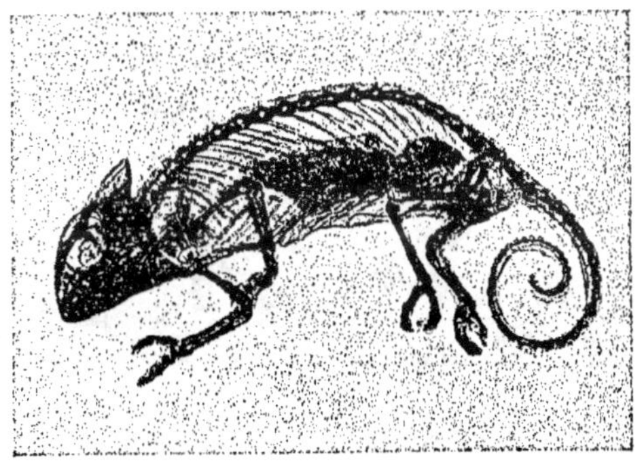

Figure 20. — Caméléon commun.

MM. les Drs Oudin et Barthélemy n'ont-ils pas découvert le siège d'une obstruction intestinale, grâce à un artifice original consistant à faire avaler au malade du mercure métallique. Le métal liquide, arrêté à l'étranglement, a été trahi par son opacité aux rayons X.

On pourra, dans certains cas, rendre visibles et délimiter des cavités profondes par l'ingestion de substances inoffensives et opaques aux rayons X.

J'ai pu suivre ainsi, dans une grenouille, les pérégrinations d'une petite masse de sulfate de baryum au long du tube digestif, les phases de la

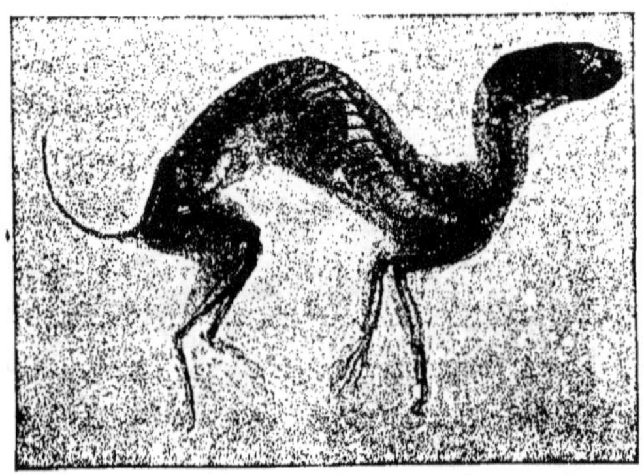

Figure 21. — Hermine.

digestion de petits poissons par une grenouille et par une couleuvre.

79. — Accidents. — Mais l'histoire des rayons X est à peine commencée qu'elle a déjà sa page noire.

On a peu cru, au début, aux accidents relatés sans autorité. Mais les cas se multiplient aux mains compétentes, et l'on ne peut plus douter que les rayons X produisent parfois des inflammations locales avec chute des poils.

Le processus est assez lent mais semble peu

variable. Dans un cas, un tube Colardeau avait fonctionné énergiquement 45 minutes à 3 centimètres du temporal gauche. Les tissus se sont tuméfiés sur un cercle d'environ 10 centimètres de diamètre, barbe et cheveux sont tombés. Au bout de plusieurs mois, il reste encore quelques croutes légères, des plages de cicatrisation qui s'achève; les cheveux et la barbe repoussent lentement des bords vers le milieu.

Dans un autre cas où, dans des conditions semblables, la pose effective avait duré 5 heures, les accidents se sont étendus à tout un côté de la tête.

Ces effets, ne sont-ils pas dus seulement aux phénomènes d'influence électrique provoqués dans le champ du tube. Il suffirait peut-être, pour les éviter, de disposer. entre le tube et le sujet, une grande feuille mince d'aluminium mise en relation conductrice avec le sol.

En tous cas, je pense que ces dangers seraient évités si l'on s'astreignait à des poses courtes à distance assez grande des tissus vivants.

Sans doute, trouverons-nous quelque consolation à penser que, si les rayons X ont une action si énergique sur certains tissus vivants, il y a peut-être là un remède aussi qui, bien étudié, appliqué avec discernement, pourra devenir aussi précieux que les plus terribles poisons, les plus virulentes toxines.

Là, peut-être, trouvera-t-on l'explication de certaines cures obtenues récemment des rayons X, mais trop peu nombreuses et précises encore pour que nous osions nous aventurer sur ce terrain brûlant.

PETITE ENCYCLOPÉDIE MÉDICALE

Collection de volumes in-18 raisin, cartonnés à l'anglaise, à **3** *fr.*

VOLUMES DÉJA PUBLIÉS :

1. **Hygiène de l'oreille**, *soins préventifs contre les affections*, avec 5 figures dans le texte, par le Dr MOUNIER.
2. **L'art d'administrer les médicaments aux enfants**, par le Dr Paul CORNET.
3. **Abus de l'Hygiène et des médicaments**, *ou Moyens antihygiéniques de se conserver la santé*, par le Dr Jacques NATTUS.
4. **Guide pratique pour le traitement des maladies de l'oreille**, par le Dr J. BARATOUX, avec 43 fig dans le texte.
5. **L'Hygiène et le traitement du diabète**, par le Dr E. MONIN.
6. **Guide pratique pour le traitement des névroses**, par le Dr LAURENT.
7. **Les teignes, leur traitement**, par le Dr BUTTE.
8. **Hygiène et salubrité de l'Ecole**, *ou Traité d'Hygiène scolaire*, par le Dr Raoul LAFFON.
9. **Hygiène et traitement de l'Arthritisme**, par le Docteur Maxime LEJEUNE.
10. **Hygiène et traitement des maladies du cœur**, par les Docteurs REGNAULT et AZOULAY.
11. **Hygiène des fiancés**, par le Dr J. NATTUS.
12. **Les accidents de la première dentition**, par P. POINSOT.
13. **Skiascopie**, applicative à l'examen des conscrits, par le major BILLOT.
14. **Nourrices sur lieu, Conseils aux jeunes mères**, par le Dr H. DROUET.
15. **Hygiène de l'enfance et de l'adolescence**, par le Docteur E. VERRIER.
16. **Hygiène et traitement des maladies de la peau**, par le Dr E. MONIN.
17. **Le Conseiller de la jeune Femme**, par le Dr L. CASSINE.
18. **Guide sanitaire des troupes et du Colon aux colonies**, par le major VILLEDARY.
19. **Catéchisme maternel**, par le Dr DEGOIX.
20. **Les Excentriques ou Déséquilibrés du cerveau**, par le Dr MOREAU, de Tours.
21. **Hygiène générale de la peau et du cuir chevelu**, par le Dr H. FOURNIER.
22. **La médecine rationnelle avant l'arrivée du médecin**, par le Dr PERRIER.
23. **Bégaiement, Blésité et autres défauts de prononciation**, par le Dr CHERVIN.
24. **Guide pratique pour l'extraction des dents**, par le Dr BRUNEAU.
25. **Hygiène de la peau**, par M. le Dr Raoul LAFFON.
26. **Lois de la création des sexes**, par le Dr CLEISZ.
27. **La mort apparente du nouveau-né**, par le Dr DEMELIN.
28. **Hygiène pratique de la bouche et des dents**, par le Dr BRUNEAU.
29. 30. **Précis de la vaccine et de la vaccination moderne**, par le major HUBLE.
31. **La Gravelle** (Hygiène, régime, traitement), par le Dr RIVET.
32. **Hygiène et traitement curatif des maladies vénériennes**, par le Dr E. MONIN.
33. **Jurisprudence pharmaceutique**, par Paul ROUÉ.

SOCIÉTÉ D'ÉDITIONS SCIENTIFIQUES

BIBLIOTHÈQUE GÉNÉRALE DE PHOTOGRAPHIE

Publiée sous la Direction de M. Abel BUGUET

TABLE DES MATIÈRES

ERRATUM

Page 101. — Cinquième ligne du bas :
Lire *Sulfite* au lieu de sulfate.

www.ingramcontent.com/pod-product-compliance
Lightning Source LLC
LaVergne TN
LVHW020022170826
845678LV00001B/95

9782329771618